国家自然科学基金项目（项目批准号：71804185）

医疗服务供给中
社会力量的作用

THE PERFORMANCE OF SOCIAL FORCES
IN HEALTH CARE SERVICE DELIVERY

丁姿 著

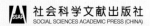

社会科学文献出版社
SOCIAL SCIENCES ACADEMIC PRESS (CHINA)

图书在版编目（CIP）数据

医疗服务供给中社会力量的作用 / 丁姿著. --北京：
社会科学文献出版社，2021.8
ISBN 978 - 7 - 5201 - 8931 - 6

Ⅰ.①医… Ⅱ.①丁… Ⅲ.①医疗卫生服务 - 研究 -
中国 Ⅳ.①R199.2

中国版本图书馆 CIP 数据核字（2021）第 173084 号

医疗服务供给中社会力量的作用

著　　者 / 丁　姿

出 版 人 / 王利民
组稿编辑 / 刘　荣
责任编辑 / 单远举
责任印制 / 王京美

出　　版 / 社会科学文献出版社（010）59367011
　　　　　　地址：北京市北三环中路甲 29 号院华龙大厦　邮编：100029
　　　　　　网址：www. ssap. com. cn
发　　行 / 市场营销中心（010）59367081　59367083
印　　装 / 三河市尚艺印装有限公司

规　　格 / 开本：880mm × 1230mm　1/32
　　　　　　印张：5.875　字数：141 千字
版　　次 / 2021 年 8 月第 1 版　2021 年 8 月第 1 次印刷
书　　号 / ISBN 978 - 7 - 5201 - 8931 - 6
定　　价 / 98.00 元

本书如有印装质量问题，请与读者服务中心（010 - 59367028）联系

目　录

第一章 引言

在公共服务供给研究中，针对作为供给主体的政府、市场和社会组织所形成的供给模式的研究始终处于学术前沿，后两者即本书中的社会力量，在学术界被称为"私"（private）部门，与政府这类"公"（public）部门相对应。围绕"公"和"私"之间合作与博弈的讨论是公共服务供给研究的主流。自"新公共管理运动"打破公共部门的"垄断"供给地位以来，围绕"私"部门抑或社会力量的绩效评价所展开的评估、反思、再探索进入较为成熟的阶段。从西方的理论和实践发展来看，供给模式从以公共选择理论和产权理论为支撑的市场化阶段，逐渐进入以交易成本理论和委托代理理论为支撑的逆市场化阶段。研究者和实践者愈加清晰地意识到公共服务的供给模式必须同时兼顾"公"和"私"的力量。

"十二五"以来，我国公共服务供给主体和供给方式多元化的改革发展战略拉开了社会力量进入公共服务供给领域的大幕。在医疗服务领域，一系列鼓励社会力量进入供给领域的政府文件相继出台（例如中发〔2009〕6号、国办发〔2015〕14号）。但将社会力量引入医疗服务供给并不是"十二五"时期首创，而是早在改革开放后的医疗改革实践中就逐渐渗透了。只不过新时期的特点是更加强调政府购买服务和社会力量参与的结合。医疗服务供给中政府主体责任的回归及供给模式多元化的选择顺应了历史发展的潮流。

当下，专门针对我国医疗服务供给中社会力量作用的实证研究虽已展开，但研究程度不深。一部分研究从理论分析、多案例分析等视角展开。詹国彬（2014）选择了国内典型的BOT案例进行了对比分析，是目前关于我国公立医院民营化改革路径及成效最为系统的研究。杨安华（2014）捕捉到了2000年以来欧美国家政府回购公共服务的趋势并进行系统分析。也有一部分研究是从定量分析的视角进行的，如舒奋和袁平（2012）发表在《浙江社会科学》第8期的《我国政府公共服务外包绩效影响因素的实证研究》讨论了公共服务外包绩效的影响要素，是目前国内学术研究中为数不多的针对绩效的定量分析。

综上所述，从西方国家公共服务供给模式发展历程和我国医疗服务引入社会力量的改革实践阶段来看，我国医疗服务供给正处于市场化的规模扩张阶段，在这一阶段及时对社会力量的作用进行实证分析能够对目前改革政策的效果进行评估。从国际和国内的学术研究来看，关于我国医疗服务供给中社会力量作用的实证研究还有较大的改进空间，需要从多维度进行深入而系统的分析。因此，基于上述两个方面的考虑，本书针对我国医疗服务供给中社会力量的作用展开实证分析，从历史变迁和制度环境、微观层面、宏观层面、中观层面等几个维度，探讨供给模式改革和服务绩效的关系及其作用、机制问题。

第一节　选题背景和意义

一　理论背景

从理论发展脉络上看，公共服务供给经历了政府供给、市场化改革和逆市场化改革三个阶段，对政府提供机制和市场提供机制的总结和反思是推动理论发展的源动力。公共服务供给模式研究要解决的是现代国家和政府机构的角色、功能以及范围的问题（Mizrahi，2012）。从 20 世纪 80 年代起，"公"和"私"供给服务之间的平衡就已经是公共管理领域的主题（Andersen & Blegvad，2006）。"the more，the less"的问题始终是公共服务供给的核心问题。公共行政的视角集中于组织层面，主要包括三个部门：政府、企业以及社会组织。公共经济学提出公共服务的供给和生产可以分离，加之公共选择理论的创始人 Niskanen（1971）在《官僚机构与代议制政府》一书中提出，引入市场竞争才能打破部门垄断进而降低成本（Warner & Bel，2008），迎合了当时苦于公共服务领域固有垄断和竞争真空导致的服务成本高昂、服务质量和效率低下（Rowan & Allan，1995）问题的政府需要。因此，私有化和公共服务外包等新的公共服务供给模式登上了历史舞台。其核心思想是充分利用市场竞争机制，引入社会力量来提供公共服务，克服官僚体系下的垄断低效问题（Savas，2001；Osborne & Gaebler，1992；Brown & Potoski，2004）。

顺应新公共管理的潮流，自 20 世纪 80 年代起，引入社会力量进行市场化的供给模式在西方发达国家得到了普及。与此同时，学术界对社会力量作用的理论和实证研究不断跟进，但对绩效的评价未达成共识。支持者认为,引入社会力量意味着竞争,能够提升服务质量,提高服务效率,降低服务成本,增强组织柔性,增加公众选择(Ferris & Graddy,1991;Savas,2001;Rho,2013);但反对者认为,社会力量的引入可能会牺牲服务质量,增加协调成本,加大问责难度,牺牲公共价值(Denhardt & Denhardt,2000;Milward & Provan,1998;O'Toole & Meier,2004)。一些研究还对公共部门和社会力量这两类提供机制进行绩效对比,结果表明社会力量对公共服务质量和效率的提升作用有限(Bel & Miralles,2003;Bel et al.,2010;Bel & Warner,2008;Boyne,1998)。O'Toole & Meier(2004)以教育为例,发现外包并没带来教育绩效水平的明显提升,反而使官僚化程度更深了;Walker 等人(2011)研究了英国的实践,发现市场化机制有助于提升市民满意度,但对于公共服务的实际绩效水平影响并不明显。

经过长期的实践探索,西方国家正在不断总结和反思引入社会力量的市场化改革。在公共服务中引入市场机制,有助于实现政府与企业的双赢(Savas,2001),但公共服务外包并不必然带来服务质量和水平的提升(Girth et al.,2012)。Warner 和 Hefetz(2008)对美国的研究表明,纯粹的公共服务外包正在减少,公私混合型供给模式(Mixed Public–Private Delivery)逐渐增加。采用混合模式,公共部门可以为外部承包商树立服务标杆;就算外包合约失败,公共部门仍能迅速恢复服务能力,确保服务延续性(Warner & Hefetz,2012)。在美国、英国、新西兰和澳大利亚,2000 年前后均出现了逆私有化现象(Warner,2008)。从1997 年到 2007 年,大量公共服务外包业务被收回,至于收回的原因,美国城市管理协会(ICMA)在 2002 年的问卷中特意设置了该问题（why contracting back-in），73%的回答是考虑服务质量，51%的回答是没有降低成本，22%的回答是基于政治考虑（Hefetz & Warner，2004）。这也解释了为什么美国地方政府越来越多地采用内部生产公共服务。可见，将社会力量引入公共服务供给领域的实践由来已久，学术上对它发挥的作用还没有统一的定论。目前混合型的公共服务供给模式越来越成为西方国家供给公共服务时的首选。

经过反思，理论界提出了影响社会力量进入公共服务供给领域绩效表现的要素，主要包括以下五个方面：①服务属性。服务属性包括资产专属性和服务的可测量性两个方面，只有那些产出结果容易测量的服务、资产专属性低的服务，才适宜采用市场化的方式。②具体的经济和社会条件，尤其是制度环境。③市场的竞争程度。这与产品属性密切相关。一般认为，市场竞争越充分越有利于提高服务品质，降低服务成本。因此某些天然具有垄断地位的服务，例如电力服务不适宜市场供给方式。④价值冲突。当天然垄断的产业公司只有一家时，私有化（外包）的过程中会产生一系列的问题。因此，一部分边缘服务采取服务外包，而核心服务由政府供给较好。⑤信息不对称问题。一般来说，当服务生产在政府内部进行的时候，情况往往比较好把握。当外包以后，数据就可能不具有真实性。可见，采用社会力量供给公共服务，其作用发挥会受到内部管理和外部制度环境以及服务属性本身的影响。

二 政策背景

创新公共服务供给模式是"十二五"以来公共服务建设的

重要战略目标，在医疗服务领域鼓励社会力量进入是从供给角度进行多元化改革的具体措施。完善公共服务体系、建设服务型政府是我国行政管理体制改革的重要目标。国家"十二五"规划纲要在"创新公共服务供给方式"中明确提出"改革基本公共服务提供方式，引入竞争机制，扩大购买服务，实现提供主体和提供方式多元化"的思路。作为我国第一部国家基本公共服务总体性规划，《国家基本公共服务体系"十二五"规划》（国发〔2012〕29号）（以下简称《规划》）提出，在基本公共服务领域"建立多元供给机制……鼓励社会力量参与"，旨在解决"我国基本公共服务供给不足、发展不平衡的矛盾"，"基本公共服务的规模和质量难以满足人民群众日益增长的需求"的问题。《规划》明确了我国基本公共服务的范围，包括保障基本民生需求的教育、就业、社会保障、医疗卫生、计划生育、住房保障、文化体育等领域的公共服务。为了更有效地提供基本公共服务，解决目前存在的提供主体和提供方式比较单一问题，《规划》提出"要创新公共服务供给方式，实现提供主体和提供方式多元化"。

国家提出推动基本公共服务提供主体和提供方式的多元化，创新基本公共服务供给模式。如果基本公共服务由政府大包大揽，在公共服务供给中就会缺乏有效的竞争机制，容易导致公共服务质量下降或者供给效率低下，甚至是服务供给成本上升，公共资源被浪费。但并不是所有领域的基本公共服务都要由市场供给，公益性服务仍要强化公益属性，即便在实践证明市场提供有效的领域，也要加强政府的监管、机构的自律以及社会的监督，确保在效率提高的同时不失公平。针对创新供给模式，《规划》写道："在坚持政府负责的前提下，充分发挥市场机制作用，推动基本公共服务提供主体和提供方式多元化，加快建立政府主导、社会参与、公办民办并举的基本公共服务供给模式。"针对建立多元供给机制，《规划》写道："在政府实施有效监管、机构严格自律、社会加强监督的基础上，扩大基本公共服务面向社会力量开放的领域"，"鼓励和引导社会力量举办医疗机构和参与公立医院改制"。在实践证明市场提供有效的领域积极推行政府购买、特许经营、合同委托、服务外包、土地出让协议配建等提供基本公共服务的方式。

在医疗领域，鼓励和引导社会力量举办医疗机构、实现医疗服务供给主体的多元化是中央政策的核心精神。2009 年，《中共中央国务院关于深化医药卫生体制改革的意见》明确指出，要进一步完善医疗服务体系，坚持非营利性医疗机构为主体、营利性医疗机构为补充，公立医疗机构为主导、非公立医疗机构共同发展的办医原则，鼓励和引导社会力量发展医疗卫生事业，积极促进非公立医疗卫生机构发展，形成投资主体多元化、投资方式多样化的办医体制。同年，《国务院关于印发医药卫生体制改革近期重点实施方案（2009—2011 年）的通知》鼓励民营资本举办非营利性医院。2010 年国务院办公厅转发国家发改委、卫生部等部门印发的《关于进一步鼓励和引导社会力量举办医疗机构意见的通知》，专门规定了社会力量举办医疗机构的准入范围，确保非公立医疗机构享受与公立医疗机构同等待遇。可见，我国政府鼓励非公立医疗机构的发展，意在通过社会力量的引入弥补公立医疗机构医疗服务供给的不足。此后，2012 年《国务院关于印发国家基本公共服务体系"十二五"规划的通知》要求"创新供给模式"。2013 年《国务院关于促进健康服务业发展的若干意见》要求"大力支持社会力量举办非营利性医疗机构、提供基本医疗卫生服务"。2015年《国务院办公厅关于印发全国医疗卫生服务体系规划纲要（2015—2020）》设定明确标准，要求"到2020年……在医院床位中……按照每千常住人口不低于1.5张为社会办医院预留规划空间"。

三 实践背景

当下医疗领域的供给模式多元化改革根植于新医改中对于医疗服务供给模式选择的争论和其他服务领域市场化改革失败的背景。一方面，在我国新一轮的医疗体制改革中，在2008年2月"两会"之前共征集了10个版本的医改方案，供给模式是其中非常具有争议的议题。当时，新医改方案的制定工作由国家发改委和卫生部牵头，多家部委组成了医疗体制改革协调小组，并委托北京大学、复旦大学、国务院发展研究中心、世界卫生组织、世界银行、麦肯锡、北京师范大学、中国人民大学和清华大学设计了9套医改方案，后来又由中科院生物与医学部立项、广东医疗卫生界专家参与制定了体现医疗行业建议的第10套方案。在10套医改方案中，有些问题达成共识，分歧不大。例如，强调政府在一些最基本的公共医疗卫生领域中承担完全责任，包括对弱势群体、贫穷以及偏远地区提供医疗服务。

争议最大的是医疗服务的供给模式问题，即基本医疗服务究竟由谁来提供。在10套方案中，关于供给模式的建议可以分为三类（见图1-1）。①政府设立公立医疗机构直接供给。以北京大学为代表的"政府导向"观点认为，必须维护公立医院的地位，通过加大政府投入、深化公立医院的改革，充分保障医疗服务的有效供给。国务院发展研究中心的研究报告也建议对所有公立医院收支缺口实施财政全额补助，实现全民公费医疗。②第三方部门购买服务。北京师范大学设计的方案建议由政府的医疗保险机构购作为第三方向医疗机构购买服务，公民只需要将保费交到保险机构即可。世界银行的报告则建议引入资质良好的专业保险机构作为病人的代理人。③市场供给。公民在医疗市场上自由购买医疗服务。以复旦大学为代表的"市场导向"观点认为，政府不可能全包医疗服务和社会保障，在供给方面要以竞争和效率为原则，让市场发挥作用。

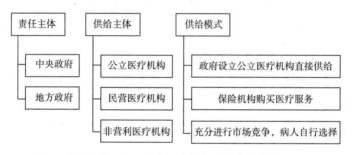

图 1-1 新医改中医疗服务供给模式之争

另一方面，我国早在20世纪90年代就尝试过在公共服务领域引入社会力量，但改革效果并不理想。2002年，建设部出台了《关于加快市政公用行业市场化进程的意见》和《关于进一步加快市政事业市场化进程的通知》，鼓励社会力量和外资参与我国市政公用设施的建设与运营，当时供水、供暖、供气、公共交通等行业掀起了市场化改革的浪潮。一般认为，市政公用事业的服务可测量性较高，政府能够对市场化后的服务绩效进行有效监管，但当时由于缺乏前期的理论研究基础，照搬西方国家的经验，单纯通过市场化手段供给市政公用服务并未达到预期效果。

综上所述，首先，从西方国家的发展历程来看，服务供给模式从市场化发展为逆市场化的主要原因是社会力量提供服务时服务质量、成本和公平性得不到保障。创新医疗服务供给模式是"十二五"以来我国医疗服务体系建设的重要方向之一，鼓励社会力量进入医疗服务供给领域，那么，针对社会力量作用的实证分析就很重要。其次，在新医改的 10 套方案中就有针对市场和政府角色的争议，说明在我国的实际情况中，无论是政府供给、市场供给抑或社会组织供给都兼具优势和劣势，那么目前社会力量在医疗服务供给中的作用到底是什么？最后，相比市政公用服务，医疗服务的服务属性要复杂得多。市政公用行业引入社会力量的改革失败，对医疗服务改革的绩效分析就愈加重要。因此，结合理论背景、政策背景和实践背景，对医疗服务供给中社会力量作用的实证研究具有重要的理论意义和现实意义。

第二节　问题的提出

公共服务供给模式越来越多元化，公共部门和私人部门共同参与，互为补充。本书的研究目的是讨论在我国如何利用社会力量更好地供给医疗服务，测评医疗服务供给中社会力量作用的实际效果、运作机制，挖掘影响医疗服务绩效的关键原因。研究的核心问题是：医疗服务供给中社会力量的进入是否影响医疗服务绩效？机制是什么？具体回答以下问题：我国医疗服务供给模式的变迁历程是怎样的？引入社会力量面对的宏观制度环境是怎样的？社会力量进入医疗服务供给领域后，医疗服务绩效是否发生变化，机制是什么，如何通过引入社会力量的方式有效提供医疗服务？

从学术角度来看，第一个和第二个问题分别从历史分析角度和制度分析角度进行研究，采用的是文本分析方法，并使用定性方法整理实地调研中的一手数据，梳理访谈资料。第三个问题研究的是供给模式和服务绩效的关系及作用机制问题。本书拟从微观、宏观和中观三个层面予以回答，宏观和微观层面的分析采用定量分析方法，中观层面采用案例分析方法。首先，供给模式特指服务的供给结构，包括公共部门、私人部门以及公共和私人结合的部门，涉及产权、供给结构和供给模式。在进行宏观层面分析时供给模式指供给结构，在进行微观层面分析时供给模式指不同层级医疗机构的产权属性，在中观层面的供给研究中采用的是公—公、公—私以及民营化的供给模式概念。其次，服务绩效方面，根据每章不同的分析层次，采用不同的服务绩效评价体系。宏观层面的绩效评价体系采用的是医院服务生产效率，微观层面分析中采用的是百姓赴不同类型医院就诊后对服务质量、成本和满意度的评价，中观层面（供给侧角度）分析中采用的绩效评价体系包括社会效益、经济效益和管理效益。

第三节　文献综述

本节对公共服务供给模式的相关研究进行综述，具体包括基本概念的界定、医疗服务属性的分析、市场化机制的相关理论，以及政府提供机制的相关研究。结合前沿理论，指出目前相关研究的不足，在此基础上深入分析本书的研究问题。

一　基本概念界定

（一）供给模式的定义及分类

公共服务是指由政府负责提供、满足社会和公众需求的公共产品。公共服务供给的英文为 Public Service Delivery。前文论述过，公共服务不意味着一定要由公共部门（政府部门）生产，生产和供给的分离是市场化机制引入的理论基础，要利用市场机制和竞争机制，充分发挥市场在资源配置中的决定性作用，在公共服务的生产中用最小的投入获得最大的产出，即公共服务供给的核心问题：低投入和高产出（the less，the more）。

不同的学者在研究中对公共服务的供给模式做出了不同的分类。陈振明（2007）提出了公共服务的4类提供机制，分别为政府权威机制、市场机制、志愿机制和混合性机制（见表1-1）。政府供给是指公共服务或公共物品由政府或其他公共部门提供；市场供给是指"引进市场激励以取代对经济主体的随意政治干预，通过合同承包、特许经营、凭单等形式把责任委托给在竞争市场中运营的私营公司和个人"；社会供给是指"社会自主供给，包括社会组织供给、社区供给和自愿供给，作为公共物品供给的辅助与补充形式，是弥补政府失灵和市场失灵的重要供给方式"；合作机制是指"政府、市场和社会组织之间的协作和配合"，尽管这些主体作用的机制和方式各不相同，但合作机制可以使公共服务的供给更有效率。

表1-1 公共服务提供机制的基本类型

机制类型	政府权威机制	市场机制	志愿机制	混合性机制
政府干预程度	高	低	低	中
政府制度要求	全面控制制度	引导性制度	引导性制度	弹性制度结构
主要机制举例	公共事业、公共企业、管制	使用者付费	家庭与社区非营利组织	信息与规劝、多中心混合
服务范围	普遍性服务	限于付费者	限于特定地区或目标	混合

资料来源：陈振明（2007）。

国外学者对公共服务供给模式的分类也有很多种。Stein（1990）将公共服务供给模式分为 5 类，分别是内部生产、联合外包、完全外包给其他政府、完全外包给其他企业、完全外包给非营利机构。美国城市管理协会（ICMA）将公共服务供给模式分为 6 类：营利组织供给、社会组织供给、志愿者供给、城市间合作供给（inter-municipal）、特许经营、补贴。Girth 等人（2012）则将公共服务供给模式分为政府供给、合作供给、营利组织供给以及社会组织供给 4 类。Mizrahi（2012）将公共服务供给模式分为 4 类，包括政府供给、市场供给、社会组织供给以及自助供给（self-provision）。Warner 和 Hefetz（2002a）、Bel 和 Mur（2009）、Bel 和 Costas（2006）在文章中对比了私有化和城市间合作这两种公共服务供给模式的绩效差异。Warner 和 Hebdon（2001）的文章考察了私有化、公共部门供给、逆私有化和政府型企业（governmental entrepreneurship）供给模式的绩效差异，如表 1 - 2 所示。

表 1 - 2 公共服务供给模式分类

序号	学者	分类
1	Stein（1990）	5 类：内部生产，联合外包，完全外包给其他政府，完全外包给其他企业，完全外包给非营利机构
2	美国城市管理协会（ICMA）	6 类：营利组织供给，社会组织供给，志愿者供给，城市间合作供给，特许经营，补贴
3	Warner 和 Hefetz（2002a） Bel 和 Mur（2009） Bel 和 Costas（2006）	2 类：私有化，城市间合作

序号	学者	分类
4	Warner 和 Hebdon（2001）	4 类：私有化，公共部门供给，逆私有化，政府型企业
5	Girth 等人（2012）	4 类：政府供给，合作供给，营利组织供给，社会组织供给
6	Mizrahi（2012）	4 类：政府供给，市场供给，社会组织供给，自助供给

其实，公共服务供给模式的内涵较为丰富，在实践中有多种表现形式。目前学术热点集中在对外包、私有化以及公私合作伙伴关系（Public-Private Partnership）的讨论上。外包是利用市场竞争，私有化是到市场上竞争，公私合作伙伴关系的内涵和外延较广，不同的政府和市场合作的方式都可以纳入该理论框架，包括服务外包。

不同供给模式的根本区别在于提供机制不同。"公"和"私"的核心区别正是基于市场化机制和政府提供机制。如果公共服务完全由市场供给，例如私有化，那么就是完全的"私"模式；如果公共服务完全由政府生产和供给，如政府直接提供，那么就是完全的"公"模式。当然，绝大多数供给都是介于这种"公"和"私"之间的混合模式，但"公"和"私"的划分能够让我们清楚地给各类服务模式定位，见图 1-2 和图 1-3。

在图 1-2 中，公共服务机制的两极分别是市场提供机制和政府提供机制，对应着图 1-3 中的"私"和"公"。在第一象限中，公—公关系包含政府直接供给和政府间合作两种供给方式，其提供主体是单一的政府；第二象限的公—私关系，包括各种混合供给方式，例如公共服务外包、政府购买服务以及补贴等；第三象限中为纯粹的私人部门供给，具体的方式为私有化和民营化。利用纯粹的私人部门提供公共服务，无论在理论上还是在实践中，改革已经失败。因此，基于第一象限和第二象限关于服务供给模式的研究，是未来研究的方向。

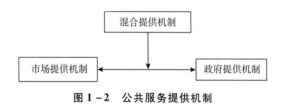

图1-2　公共服务提供机制

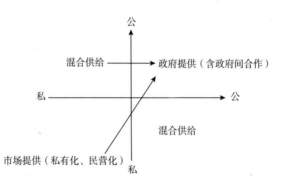

图1-3　"公"和"私"的象限之分

综上，在目前的研究中，公共服务供给的主体包括政府、市场（企业）和社会组织，供给方式包括它们之间的合作（公—公合作、公—私合作、公—社会组织合作）；政府直接提供、政府购买服务（公共服务外包）、特许经营和财政补贴是政府提供公共服务的手段；公共服务供给模式包括提供主体和提供手段的集合。

（二）三部门理论及公私讨论

关于政府、市场和社会组织三者的关系，Steinberg（2003）在《非营利组织的经济理论》（*Economic Theories of Nonprofit Organizations*）一书中指出，目前对于社会组织为什么存在的解释在理论上是不能成立的。传统的解释是市场失灵所以要由政府来干预，但由于各种因素，政府也会出现失灵的情况，必须通过社会组织来弥补。

在 Weisbrod 的研究之前，经济学家认为社会组织的存在是孤立的。一般来说，他们以社会组织提供的特定产品和服务为起点，研究非营利行为为什么与营利企业不同的问题。以 Newhouse（1970）的研究为例，他将非营利医院的行为特征归纳为同时重视医疗服务供给的质量和数量。这虽然是个良好的起点，但是没有回答清楚以下问题：为什么社会组织这样提供服务，而其他组织不这样提供？为什么只有医疗产业中的组织才设立质量和数量的目标，而自动化领域却没有？为什么存在非营利医院的同时，医疗产业还存在营利性和政府的医院？

Weisbrod（1975）回应了上述观点，研究社会组织在混合经济中扮演的角色。他将营利企业和政府行为进行分类，发现政府和市场两个部门失灵时社会组织的角色就具有了合法性。市场无法提供足够的、质量好的集体物品（market failure），政府根据选民的意愿提供公共物品但质量往往不高（government failure），如果想要得到更高水平的服务只能由社会组织来提供。Hansmann（1980）发现了市场的另一个缺陷——合同失败，失败的主要原因是信息不对称。其实，社会组织也同样存在失灵（voluntary failure）情况，三个失灵结合起来就形成了"三部门失灵理论"。

接下来,就要关注"效率"这个问题了。其实,三类组织中,政府由于科层体制常常饱受"无效率"的诟病,企业是"效率"的最佳代表,而社会组织也被划入"无效率"的分类中。但是,Steinberg(2003)指出:效率难道就是唯一的价值标准么?以医院病床为例,平时空闲的床位可能在流行病和传染病突发等情况下发挥作用,因此无效率的批判是没有根据的,床位空闲不代表医院无效率。此外,组织具有多元的产出,有一些产出根本无法用获取的数据证明,还有一些产出根本无法测量,这些都是社会组织看上去不那么有效率的原因。

讨论三部门的关系最终落在了公和私的讨论上。关于公共组织和私人组织的不同特点有各种分类(如 Bozeman,1987;Perry & Rainey,1988),最为普遍接受的分类是由 Nutt 和 Backoff(1993)提出的,利用环境、交易和过程要素强调差异性(见表1-3)。该分类中包括环境变量(市场、竞争与合作、数据可得性、政治影响)和其他过程变量。组织部门的公共性更依赖于税收收入而不是顾客或客户,因此公共组织不去竞争顾客,公共部门中数据比较难获得,受政治影响程度更深,过程更加透明,产权属于所有市民;组织目标复杂而具有多种冲突,因此与私人部门相比,公共部门的决策制定能力更弱(Bozeman,1987)。在 Nutt(2006)的文章结语部分,在部门决策制定的过程中,公共部门更强调"讨价还价"的过程性公平,私人部门则重视网络作用、分析和评估风险。因此,他认为在引入私人部门的过程中,公共组织要更多地向其学习分析能力、风险评估能力以及合作能力。

表 1-3　私人组织和公共组织的特征

要素	私人组织	公共组织
环境市场	人们的消费行为决定了市场	监管主体形成市场
合作 vs 竞争	组织间的竞争提供了特定服务	组织间的合作提供了预期的特定服务
数据获得性	可获得绩效和情报数据	有限的绩效和情报数据
限制	法律和外部一致性限制自主性和弹性	授权和义务限制自主性和弹性
政治影响	间接和内部的影响	来源于自治网络和使用者
交易观察	能够隐藏思想的发展过程	无法隐藏思想的发展过程
产权	产权属于股东，用财务数据说明	市民扮演所有者角色，并对组织行为预期和组织行为开展施加影响
组织过程目标	清晰而统一的目标；效率为上	目标转移，复杂，充满冲突，难以具象化；公平为上
权力限制	股东控制着权力	权力来源于授权

资料来源：Nutt 和 Backoff（1993）。

（三）产权、产权变革和供给模式

前文指出，根据"公共服务的生产和提供可以分离"的理论，出于成本和公平性的考虑，由政府负责提供的公共服务和产品可以由政府和其他部门及组织完成。契约的委托方一般为政府，被委托方一般为政府、企业和社会组织。那么，不同产权性质的组织单独或者合作进行公共产品或服务的供给，就形成了多样化的服务供给模式。前文提到的公共服务外包、公私合作、政府购买服务、补贴、税收优惠和减免等，都是具体采用的手段。可以说，供给模式归根结底是产权引起的组织间合作与竞争的问题。政府、企业、社会组织作为三种类型，实际上代表三种不同产权性质的组织，它们或者独立完成或者合作进行服务生产，其中包含复杂的委托—代理的契约关系。因此，为了厘清该问题，就要从"产权"这个本源上进行探讨，要弄清楚不同产权性质的组织在公共服务提供中的特点，以及产权和供给模式的关系。

Hansmann（1980）认为产权包括两项基本权利：一是控制能力，二是分配净利润的权利。根据这两项基本权利，他对社会组织的所有权进行了界定。他说社会组织的特点是控制该组织的人没有权力分配组织的净收入，就这个意义来说，这个组织没有所有者，姑且认为"社会"（community）是其所有者，社会组织被禁止分配任何形式的财政结余，即便这些结余都是由该组织控制的。它们可以赚取并持有财政结余（利润），但它们不能将结余分配给董事会成员或高层管理者。结余可以用于维系、重新投资或者捐赠给其他社会组织。

Ben-Ner 和 Jones（1995）细分了三类产权：一是控制资产使用的权利（the right to control the use of an asset），二是在使用中产生的任何财政结余的保留权利（the right to retain any financial surpluses generated from that use），三是将前面两项权利卖给新产权所有者的权利（the right to sell the first two rights to a new owner）。社会组织的所有者（owner）只拥有部分产权，能够控制组织的资产，但不能处理财政结余。

社会组织的活动具有"激情和义务，信任和个人责任"（Osborne & Gaeble，1992）。它弥补了市场失灵和政府失灵的空间。社会组织能够广泛并深入地参与公共服务提供，且为小群体、边缘群体提供更为优质的服务，例如能够为老人提供更加公平的服务（Andrews & Entwistle，2010）。

企业与社会组织情况不同。综合 Hansmann（1980）、Ben-Ner

和 Jones（1995）关于产权的定义，社会组织与营利企业最大的不同在于对结余处理的方式不同，社会组织必须持有或重新投资，不能用于股东和管理者的分红。作为营利性组织，新的企业进入市场必须通过利润最大化才能确保组织的正常运转和组织的存在。这种在竞争性市场上面对生存的压力是非营利性组织和政府所没有的。Cohen 和 Eimicke（2008）认为从行为的效率维度来看，私人部门的优势有两个：一是私人部门组织的运行环境，包括资源竞争、市场竞争、最大化股东利益，因此要确保资源的价值最大化；二是更接近劳动力资本和财政资本，不受公民服务规则和规制的限制。因此作为私人部门的营利企业的优势在于资金、规模经济、管理经验、技术、专家，以及弹性的服务提供等，同时还能为政府分担风险（Andrews & Entwistle，2010）。

考虑到目标的差异，在对比企业组织和政府组织的异同时，研究者往往将目标的复杂程度作为比较两种组织形式异同的关键变量。企业的目标是盈利进而确保组织生存和正常运转，通过财政结余回报给组织的投资者、管理者和工作者。政府的目标是多元化的，利润或成本并不作为第一考量或者说唯一考量要素。除程序的公平和正义、社会价值的实现外，公平性的体现（例如政策倾斜）、成本和效率都是政府需要考虑的要素。政府组织在公共服务供给中扮演着不可替代的角色，政府追求的目标是成为兜底服务的供给者（supplier-of-last-resort）。Osborne 和 Gaebler（1992）指出，公共部门的优势是确保持续和稳定的服务提供以及社会融合的能力。因此，它能够弥补市场和社会组织间的鸿沟。

通过上述分析，相对于政府和社会组织来讲，企业的产权责任是最为明晰的，因此它的营利目标也更加明确。政府作为公共产权性质的组织，要以人民的最大福祉为目标，因此在公共服务供给中更加侧重于公平性。社会组织的产生和发展是社会发展到一定阶段的产物，因此自发性、自律性和公平性是其追求的目标。不同产权性质的组织之间通过合作供给公共服务，就形成了政府—企业、政府—社会组织、政府—企业—社会组织多种模式。

二　医疗服务属性

（一）准公共物品属性

制度经济学认为，公共服务由于具有的非排他性和非竞争性的程度不同，有纯公共服务，但更多的是介于私人服务和公共服务之间的准公共物品和俱乐部产品，这使得公共服务供给的政府垄断成为问题，也使得公共服务的私人或市场供给成为可能（陈振明，2008）。詹国彬（2009）从医疗服务产品属性的供给面和需求面两个角度，对相应的提供机制进行分类比较，如表1－4所示。对于那些纯公共产品的医疗服务、满足百姓的基本医疗需求，由政府直接供给或由政府给予供给者和弱势群体补贴让其在市场上交换；对于那些具有私人产品属性和满足非基本需求的医疗服务，则由营利性医疗机构提供而让居民在市场中自行购买。

表1－4　医疗服务的属性分类及医疗机构的责任分工

产品属性		提供机制
供给面	需求面	
私人产品	非基本需求	营利性医疗机构提供，居民在市场中自行购买

续表

产品属性		提供机制
供给面	需求面	
私人产品	基本需求	非营利医疗机构提供，居民自行购买，政府向弱势群体提供补贴，按市场原则交换
准公共产品	基本需求	非营利性医疗机构提供，居民自行购买，政府向供给者和弱势群体提供补贴，按市场原则交换
纯公共产品	基本需求	非营利性医疗机构提供，政府购买，向居民分配，或政府直接承办，向居民分配

资料来源：詹国彬（2009）。

关于医疗卫生服务的产品属性，理论界的争议集中于基本医疗服务。不同于公共卫生的"纯公共物品"和非基本医疗服务的"私人物品"属性的清晰划分，基本医疗服务的产品属性争议较大。顾昕（2006）认为基本医疗服务属于私人产品，可以由市场有效供给；葛延风（2006）则认为其具有公共物品或准公共物品的属性，必须由政府出面供给。Steinberg（2003）提出，医疗同时具有"公共品"和"私人品"两种属性。当一个组织发现了一种治愈癌症的药物治疗手段，其中药品本身就是私人物品——药片不能以任何方式以集体的形式消费，但是，治疗产生的知识是集体物品——知识不随着任何人对药片的消费而耗尽。本书认为，从基本医疗服务具有外溢性以及医疗服务市场固有的信息不对称特征的角度看，医疗服务具有准公共物品属性，为了保障社会公平，政府必须出面干预。

（二）服务专业性

医疗服务具有专业性，具有专业标准、操作系统和理论系统。专业服务与一般服务不同，最大的差别在于专业服务有一套标准化和具体化的理论知识（Jennifer & Michael, 1999）。这套专业的理论知识能够给予医务人员足够的空间自由决定诊疗安排。而且这套专业知识无法被编码，因此专业性与操作性的结合造成了专业人员和非专业人员之间的信息不对称。对外行来说，仅用眼睛盯着服务的操作是无用的。

医疗服务的专业性使得行业自律（Occupational Self-regulation）变得异常重要。行业自律是将个体从业者纳入专业标准以构成对其的规制，个体成员接受这种规制，并在社会认同上成为真正的专业人员（Jennifer & Michael, 1999）。行业自律同时以正式和非正式的形式存在，非正式规制是指同行之间的规制（同行评议），正式规制是指专业组织的规制（例如医师协会）。此外，官方对于专业服务的规制也类似于行业自律，因为专业人员受雇于国家，因此其同时接受着两类规制的约束（Andersen & Blegvad, 2006）。

（三）信息不对称性

相对于运输、地铁、桥梁和高速公路等"硬服务"，医疗与教育等被视为"软服务"（Hodge & Greve, 2007）。软服务具有信息不对称性、产出的复杂性等特征，监管的难度系数较高（Weisbrod, 1975）。医疗服务市场具有高风险性，表现为服务市场的不确定性和非完全市场性（Arrow, 1963）。顾昕（2006）认为医疗服务是具有强烈正外部性和严重信息不对称性的私人物品。

三　市场化机制的相关理论

公共选择理论是引入市场化机制的支撑理论。该理论认为，在公共服务供给中一旦引入市场化机制，就能通过竞争进行服务供给从而有效降低服务成本、提高服务质量。交易成本理论、委托—代理理论以及产业组织理论则从各自的视角解释为什么引入市场化机制后，服务成本和服务质量并没有达到预期的效果，除竞争因素外还需要考虑其他因素。

（一）公共选择理论

公共选择理论核心思想是引入市场竞争进而降低成本。因此，公共服务供给模式选择的标准是那种能够以更低的成本提供服务的模式。市场的竞争程度必然影响政府能否有效外包，竞争意味着效率。市场高度竞争，同时存在多家外包商（vendors）是公共选择理论成立的重要前提。Boyne（1998）系统阐述了公共选择理论的主张：公共服务的私有化（外包）能够获益于市场上的充分竞争，竞争带来压力进而降低成本，提高效率。它包括三个假设：一是如果服务外包，那么政府的花费更低；二是竞争能够促进服务生产的技术改进；三是政府能够从外包的"效率收益"中获益。由此可见，市场的充分竞争是提高效率和降低成本的前提，也是公共选择理论成立的前提。

公共选择理论在理论和方法两个方面受到质疑。①在理论方面：第一，竞争性的市场是公共选择理论的假设前提，但实际上许多公共服务具有高度资产专属性，因此市场天然垄断（Bel & Warner，2008）；第二，效率的提高可能不是竞争带来的，而是企业的规模经济使得成本降低进而提高了服务效率（Boyne，1998）；第三，实证研究结果显示，外包并没有普遍降低公共服务成本（Warner & Hebdon，2001；Boyne，1998；Bel & Warner，2008；Bel & Mur，2009；Bel et al.，2010），因此公共选择理论的实证结果也不理想；第四，竞争具有时效性（Bel & Costas，2006）；第五，竞争与规模经济对立（Bel & Warner，2008）。②在方法方面，Boyne（1998）对证明公共选择理论有效的实证文献进行了方法论上的剖析，"他们将当地的社会经济特征作为控制变量。如果在一个模型里面包含服务质量，那么他们会得出效率改进的结论；当质量是常数，那么如果花费降低了也能得到效率改进的结论；如果在不同的模型中分别测量了成本和质量，那么花费降低，就能够得到效率改进的结论；如果质量提高但是数量没变，或者是数量的降低高于花费的降低（即少花钱多办事），仍然能够得到效率改进的结论。总之，作者们利用各种说辞证明公共假设理论的正确性"，但不得不面临方法论上的瑕疵：①缺少地方偏好的变量；②缺少对规模经济测量的变量；③缺少对竞争程度测量的变量。Bel后来的研究对方法上的瑕疵进行了弥补（Bel & Costas，2006；Bel & Fageda，2007，2009）。尽管受到批判，但公共选择理论中市场竞争和规模经济的思想一直沿用了下来。

（二）交易成本理论

交易成本理论同样关注成本和效率，认为如果在外包过程中政府能够将外包商应该采取的行动细节和达到的目标明确地写出来，那么合同失败的风险将会大大降低，进而降低在合同谈判、执行和监管中的交易成本。但实际情况并非如此。交易成本理论用三种要素解释外包过程：服务特征（specific characteristics）、外包商和政府的目标不一致性（goal incongruence）以及市场竞争的匮乏（Brown & Potoski，2003b）。①服务特征包括资产专属性（asset specificity）和服务的易测量性（service measurability）。

前者指生产该项服务是否需要专门的投资（specialized invest-ments），后者指外包组织测量服务或者监管服务供给行为的难易程度（Williamson，1999）。②目标不一致是指委托—代理（principals-agents）关系中信息的不对称性（information asymmetries）和目标的不一致性（goal incongruence）。例如企业可能为了减少成本而降低服务质量，社会组织可能片面追求服务质量但不追求成本最低（Cohen，2001）。③非竞争性市场。资产专属性较高的产品往往会导致天然的垄断。

交易成本理论关注的核心是这三种要素如何作用于服务提供机制选择。学术界对这个问题展开了一系列研究。Girth 等人（2012）对非竞争性市场条件下地方政府的服务供给模式选择进行了分析，根据服务特征，资产专属性较高的服务要由政府内部生产和供给，竞争性的服务则可以外包给企业这类营利性组织。Tavares 和 Camões（2007）也得出类似的分析结论，易测量的公共服务更容易采纳多元化的供给模式，而资产专属性较高的服务由地方政府内部生产。

一方面，交易成本理论利用产品的高资产专属性解释了为什么充分竞争的公共服务市场并不存在，一定程度上弥补了公共选择理论在前提假设上的不足，在解释成本方面，在公共选择理论的基础上更进一步；另一方面，交易成本理论关注的委托—代理关系也提醒我们，政府在作出公共服务供给模式选择时，必须考虑到成本要素和交易风险（Brown & Potoski，2003b，Bel & Warner，2008）。交易成本理论提出降低服务供给成本的前提是委托—代理双方缔结完全合同，但现实中完全合同并不存在（Brown et al.，2010），因此成本也常常降不下来。因此，绝大多数研究利用交易成本理论解释为什么许多地方政府采用内部生产而非外包的方式来生产资产专属性较高的服务。

可见，交易成本理论指向服务特征，尤其是其资产专属性和服务的易测量性，以及由此带来的管理难度。当政府做出外包抑或直接供给的决策时要考虑很多要素。服务类型的不同能够解释竞争强度和合同水平的差异。一是当服务具有资产专属性并要求资本密集的网络设施建设时，天然的垄断减少了合同的使用（Warner & Bel，2008）；二是要求内部知识和管理的服务也不适合外包，因为交易成本高昂（Brown & Potoski，2003a）；三是复杂产品，尤其是在合同中难以细化细节而且绩效监管十分困难的，适合于政府内部提供（Brown et al.，2008）。

即使同一种公共服务内部，也分为核心服务和边缘服务两种服务属性。一般认为，那些边缘服务适宜于采用市场化供给的方式，而核心服务应采取政府供给或合作供给的方式。服务属性和供给模式的适应程度一定意义上影响了服务绩效，进而能够解释服务供给的绩效差异。服务属性在供给方式和服务绩效中起调节作用（如图1-4所示）。

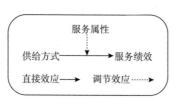

图1-4　服务属性的调节作用

（三）委托—代理理论

委托—代理理论和交易成本理论一脉相承，强调合同缔结双方在委托—代理关系建立和执行过程中的目标不一致和信息不对称而导致的合同执行困难问题。正是因为组织目标不一致和信息不对称，所以在不完全合同缔结的情况下产生大量交易成本，进而导致公共服务供给成本没有下降、质量没有提高。

委托—代理关系的建立代表医疗服务供给从主体内关系走向主体间关系。如前文所述，政府是公共服务供给的责任主体，政府、企业和社会组织是公共服务的提供主体，责任主体和提供主体之间的关系构成了不同的供给模式，可以概括为公—公模式（Inter-Municipal Cooperation）、公—私模式（Public-Private Cooperation）和民营化模式（Privatization）。就我国目前的公共服务供给模式来看，公—公模式是政府和事业单位构成行政隶属关系，通过政府全额或差额财政拨款，由事业单位（国有医疗机构）生产和提供医疗服务。当公共服务由内部生产转为外部生产时，即为公—私模式，这是一种合同契约关系，通过引入社会力量的方式参与公共部门改革。完全由民营机构提供则为"私"性质的供给方式，作为责任主体的政府对其负有监管责任。因此，主体内关系包括中央政府—地方政府、政府—国有企事业单位的传统行政隶属关系，主体间关系则包括政府—非国有企业、政府—社会组织的契约关系（见图1-5）。在医疗服务领域，通过"放"和"管"，政府从医疗服务的直接提供者变成公共服务的监管者，从主要管理下属事业单位向管理社会需求转变；在管理方式上，政府从行政化管理方式向经济和法律方式转变，政府与外包企业和社会组织之间更多的是一种基于外包合同的市场经济关系和法律契约关系。

通过缔结合同，政府及其管理者卷入了市场经济的竞争关系。为了适应新的外部环境和伙伴关系，政府及其管理者调整相应的组织安排来适应合同执行的具体操作，以期达到公共服务供

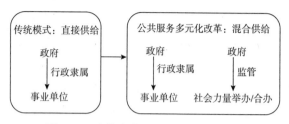

图 1-5 主体内关系向主体间关系转化

给的成本、质量、公平、持续性等组织目标。组织安排界定了合同提供服务的能力、资源、交易成本。如果组织目标是实现创新和提高效率，那么与供应商的合同就该具有更多的自由裁量空间，私人部门才具有基于补偿的营利导向的动力。如果目标是政府对服务提供的更多控制，那么内部生产更为合适（Brown et al.，2006）。

交易成本理论被用于企业内部生产和外包决策，也可以解释政府服务的生产决策（Williamson，1991，1999）。在供给模式的选择上政府必须做出内部生产抑或外部生产的组织决策，但组织决策制定的依据是对交易成本风险的权衡，即交易成本风险要素决定了服务提供机制决策（Brown & Potoski，2003a）。交易成本产生于信息的有限性和不确定性（Coase，1937；Williamson，1991，1996），包括服务特征、竞争程度和委托方与代理方目标不一致性。交易成本的解释同时适用于企业和政府，用来解释内部生产或外部购买带来的管理成本问题。

当政府作出外部生产决策后，合同管理能力和监管技术能有效避免交易成本风险。政府合同管理能力包括决策能力、执行能力和评估能力，政府能够通过提高合同管理能力来提高合同绩效。此外，政府可以利用市民投诉、满意度调查、外包商行为考评和审计这四种手段来监管合同执行过程。研究发现，监管本身的成本很高，因此在不同的风险环境下，政府采取不同的监管行为。当服务资产专属性高、可测量性程度低、市场规模适度以及外包商是企业时，政府更可能采取监管行为（Brown & Potoski，2003a，2003b，2003c）。

由于合同的不完全性带来的交易成本风险，买卖双方前期的投入容易被锁定在合同当中，此时，双方间的博弈行为会导致绩效的改变，复杂合同容易产生集体行动问题（Brown et al.，2010），因此，为了解决该问题要采取干预机制，包括治理规则的制定、双方信任关系的缔结以及相互了解的促进。只有在明确的行为框架下，委托、代理双方能够彼此信任并且进行多次合作、博弈，充分交换信息方能促进双方采取合作行为，最终达到双赢的结果（Brown et al.，2016）。该服务生产决策和合同管理的完整框架参见图1-6。

总之，当公共服务由内部生产转为外部生产时，合同关系的缔结形成委托—代理关系。合同本身的不完全性以及对未来环境特征的不确定性，产生信息不对称和交易成本问题。为了改善合同管理绩效，政府需要在合同的制定、执行和监管中发挥重要作用，此外，还需要对市场竞争和信息的流通做出相应的努力。公共服务供给模式的绩效反映了政府能力和合同管理的关系。

（四）产业组织理论

产业组织理论在解释公共服务提供成本的问题上，与交易成本理论互为补充。交易成本理论从服务属性和缔结非完全合同的角度解释引入市场机制存在的风险，产业组织理论则从产业本身的运作条件解释公共服务成本的问题。产业组织理论关注服务的特性、外包的过程和市场的组织（Bel & Warner，2008）、合同

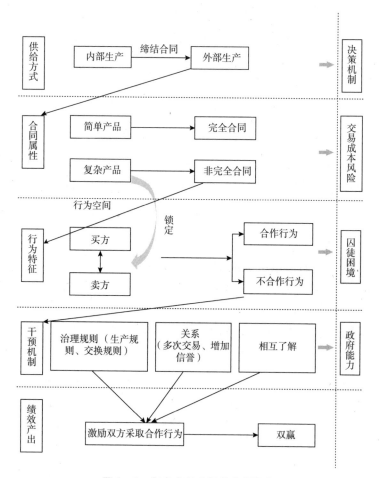

图 1-6 复杂产品合同的分析框架

的建立和监督成本（Williamson，1999）、市场结构（Vickers & Yarrow，1988）等要素。产业组织同时考虑到多种要素作用的结合，包括市场结构、企业和制度环境的相互作用。产业组织理论指出，在解释服务成本的问题上，只关注竞争是不够的，还应当关注政府规制和市场组织（Bel & Warner，2008）。它强调政府在市场和产业结构变革中的作用，强调政府的合同过程、监管以及参与市场的能力（Bel et al.，2007）。Davies（2007）的研究也说明，公共服务的提供不能全部交给市场。他在文章中回顾了英国 20 世纪八九十年代城市垃圾管理的私有化、立法以及企业控制的整个过程，剖析了政治和市场的互动关系。垃圾处理私有化后市场出现的垄断问题不得不靠政府政策来解决，对于市场的依赖也造成了主要政策执行的困难。由此可见，从产业组织理论和交易成本理论角度对市场化机制引入后公共服务成本的评估更为可靠。

四　政府提供机制的相关理论

许多关于服务合同监管中的政府能力研究，其目标指向也是保证服务的质量和成本。在公共服务供给方式多元化的前提下，要确保政府在市场管理中的关键角色（Bel et al.，2007）。无论采用哪种公共服务供给方式，政府在公共服务供给中的主体责任是明确的（Yang et al.，2013）。

（一）政府职能理论

政府在公共服务供给中的角色与公共服务或公共物品的属性直接挂钩。公共服务供给理论认为，公共服务或公共物品由于具有非竞争性、非排他性、规模效益大、初始投资量大等特点，私人企业或市场不愿意提供、难以提供或难以做到有效益，因此一般由政府或其他公共部门供给；私人物品的效用边界清晰，市场是提供此类物品的最佳方式。因此，传统的公共服务供给是一种政府垄断模式，是公、私二元分离的模式，政府是公共服务的唯一提供或主要提供者，私人部门只是补充者或配合者的角色（陈振明，2008）。

（二）政府的角色定位

政府是提供主体。从上述分析可见，各种理论框架不断扩展，对公共服务提供机制选择的解释更加清晰。实用主义的导向以及将各种环境要素结合起来考虑是 21 世纪以来学术研究所提倡的。此外，另一个重要的研究发现是政府供给的优势，即在公共服务的逆私有化和外包收回过程中，公共部门依然是公共服务的供给主体，在质量保证以及公平性考量方面有着不可比拟的优势。

Bel 等人（2007）提出了政府的角色定位：在公共服务提供中，无论公共服务外包与否，政府在市场管理中始终占据关键位置，外包不等于政府的退出。Warner 和 Hefetz（2002a）的文章对此有清晰的阐述。如果单纯按照公共选择理论的市场方案来解决公共服务的供给会导致两个结果：一是成本和效率不能保证，原因是创造竞争以及对合同细节的敲定和监管存在信息成本。二是公平性不能保证。地区之间财政收入具有差异性，聚类分析的结果显示那些收入越高、贫困率越低的地区越有条件采用私有化的公共服务供给模式，但是，普遍推行私有化和市场化就会使那些贫困地区受到伤害。因此，他们引用了 Lovery 的原话："如果没有政府机制干预财政需求和能力的外部性，市场方案本身不能解决地区公共服务的协调和公平性问题。"因此，必须由政府出面进行干预以确保公共服务提供的公平性。

跨部门合作中政府仍占主导地位。Andrews 和 Entwistle（2010）的研究结论是跨部门的公共服务供给绩效的改善取决于组织做出的部门选择，公共部门之间的合作对降低公共服务成本、提高效率和确保公平有利，公共部门和私人部门之间的合作对效率的提升有促进作用，公共部门和社会组织的合作则没有特殊表现。因此，跨部门的合作要注意扬长避短。Hefetz 和 Warner（2011）的研究也发现，当外包管理困难或市场竞争程度低时，政府间合作可以替代市场，要更多关注公共管理者的角色。政府要因地制宜做出公共服务供给模式选择的决策。在公共服务供给模式选择时，无论是通过合同方式还是公共部门直接供给，都更加强调服务特征、市场特征和管理特征。Girth 等人（2012）提出要针对服务特征选择外包商。针对非竞争的市场条件，地方政府要根据服务特征进行外包决策，决定是由政府供给、合作供给、企业供给还是社会组织供给。如果市场是垄断性的，那么进行合作供给；如果市场是竞争性的，则外包给企业供给。当然，政府也常常采用缔结和维系竞争性合同的策略，即将一项公共服务同时外包给几家供应商，以促进它们之间的竞争。

政府应确保公共服务供给公平。公平性是继效率和成本之后，学者们关注的目标。公共产品天然具有公益性质，私人部门提供能否保证公共服务的公平性呢？Brown 等人（2006）构建了合同管理的理论框架，提出外包合同管理同时涉及战略管理、经济学和法学三方面，其中，公共价值是不可或缺的要素。Bel 等人（2007）的研究指出除了成本要素，政府还要考虑政治、意识形态和市民参与等因素。Warner（2009）、Warner 和 Hefetz（2002a）的研究发现，偏爱私有化的地区是那些贫富差距大的地区，因此私有化意味着公共服务的不公平分配。政府必须平衡民主和效率，秉持市民参与和公平的价值观。不少学者用实证研究证明私有化在公平性方面表现较差。Warner 和 Hefetz（2001，

2002b）利用美国城市管理协会（ICMA）1992 年和 1997 年的数据对比，分析了政府内公共部门合作生产和私有化生产在效率、公平和民主方面的差异，结果发现，二者在效率方面的差异不大，公共部门生产的民主性和公平性更好。无独有偶，Andrews 和 Entwistle（2010）就跨部门合作供给公共服务能不能取长补短的问题进行分析，发现在 3E（效率、效益、公平）的表现上，公—公合作在 3E 方面表现均好，公—私合作只提升了效率，而公—社会组织合作与 3E 绩效不相关。

（三）政府能力建设

1. 绩效管理能力

政府做出公共服务供给模式的选择后，对于公共部门绩效影响要素的研究就变得重要起来。在对公共部门组织绩效的研究中，公共部门的战略可以概括为两点，一是改进绩效，包括数量、质量、价值、责任、代表性等，二是提供更好的公共服务（Boyne & Walker，2010）。

为了保证公共服务绩效，必须强调管理的作用，从公共组织内部可控的要素入手。根据 Boyne（2003）的研究，尽管理论上资源、规则、市场、组织以及管理都对公共服务绩效改进有帮助，但从实证研究结果来看，资源和管理才是绩效改进的关键。Boyne 和 Walker（2010）强调战略管理对公共组织绩效的影响。他们发现，当组织的内部能力和外部环境匹配的时候，组织的绩效得到有效提高，因此得出组织战略管理会对公共组织绩效产生影响的结论。Walker 等人（2011）研究发现，绩效管理本身能对公共组织绩效产生正影响，管理创新必须通过绩效管理才能发挥作用。

2. 合同管理能力和监管能力

前文提到，无论政府做出怎样的公共服务供给模式的选择（通过缔结合同或政府直接供给），通过提高管理的手段来确保合同的执行和公共服务供给绩效的提高都是必要的。当选择公共服务的供给模式时，地方政府关注的是信息、监管和服务质量（Warner & Hebdon，2001），政府的管理能力和监管能力对地方政府做出公共服务提供机制的选择有较高的解释力（Hefetz & Warner，2004）。换句话说，政府能力越强，它利用外包和私有化等方式供给公共服务的概率越大，原因在于政府更在意的是公共服务外包能不能达到满意的质量标准、是否容易进行监管、能不能在政府的控制能力范围内、是否能有效获取信息以减少信息不对称等问题。

合同能否有效执行是公共服务供给绩效提高的关键。供给模式多元化要解决的是以最小投入获得最大产出（to do more with less）的问题。支持者认为它可以有效引入竞争，降低服务成本，增加供给弹性以及提高市民满意度；但反对者的攻击往往集中在交易合同的失败风险较大上（Brown & Potiski，2003b），因此，为了提高外包的成功概率，有效的合同管理必不可少。根据内容的详细程度，合同可以分为完全合同和不完全合同。不完全合同在设计上具有弹性，创造了不确定的空间，同时为信任的存在预留了空间。合同有效执行的唯一目的就是确保服务供给能力能够达到政府的要求。

政府对不完全合同的管理能力是影响社会力量作用发挥的重要变量。Brown 和 Potiski（2003b）对合同中存在的问题进行了梳理：一是缺乏竞争；二是外包的产品和服务本身不好测量，因此只能建立不完全合同；三是合同建立后买卖双方的信息不对称；四是政府的监管能力问题。Brown 等人（2010）针对具有资产专属性的产品外包合同展开了研究，发现通过合同缔结的委托—代理关系并不能很好地激励合同执行过程中的正向行为，双方常常敷衍了事，最终使合约陷入困境。基于此，他们提出了政府缔结和执行合同面临的挑战。

政府合同管理能力和监管行为存在相关关系，影响社会力量作用的发挥。Brown 和 Potoski（2003a）提出政府监管合同的四种手段，包括满意度调查、承包商行为测量、市民意见回收以及对外包商的审计，从交易成本的视角研究分析服务的资产专属性、服务的可测量性、外包机构的性质对政府采取监管行为的影响程度。结果发现，政府倾向于监管那些资产专属性较高、外包给营利机构的服务，而对那些可测量性较高、外包给社会组织或其他政府部门的服务采取不监管的策略。此外，政府专业管理能力越强，越能够采取有效的监管行为。

此外，政府能力还包括以下几个方面：一是政府信用。政府要能维系和外包商之间的信任关系进而降低风险。双方信任的建立是达成双赢结局的前提（Brown et al.，2007）。二是政策制定能力。政府要能提供必要的政策环境，包括法律制度等（Yang et al.，2013；Bel & Warner，2008）。三是信息获取能力。政府还要能够获取信息，以降低服务供给中的信息不对称风险。信息、监管和服务质量是其关注的重点（Warner & Hebdon，2001）。

五　已有研究的不足

公共服务提供多元化的前提是公共服务的生产和提供相分

离。内部生产和外部生产机制区分是最基础的（Warner & Hebdon，2001）。在这样的前提下，政府作为责任主体，具体的服务生产和供给可以由多元主体参与，采用多种供给方式，例如政府购买服务、补贴、外包、产品券等（Stein，1990）。医疗服务具有"准公共物品属性"，且具有高度的专业性和信息不对称性，因此，医疗服务供给方式的选择要将政府机制和市场机制结合起来。本书认为，正是公共服务由政府内部生产转为外部生产，才发生了一系列组织管理变革带来的转变，发生了一系列影响服务绩效的机制。当政府采用公共部门以外的组织提供公共服务时，政府和其他组织的关系实际上是一种通过合同缔结的契约关系，因此合同管理的重要性就凸显出来。合同的缔结、执行、监督过程反映了委托方和受托方权力、责任关系以及双方行为的博弈。

从理论研究前沿看，市场化机制的相关理论中，公共选择理论、交易成本理论、委托—代理理论和产业组织理论都围绕"为什么现有的供给方式无效，如何更好地进行公共服务供给"问题展开。具体来说，关于公共服务供给方式的研究主要围绕以下四个方面的问题展开：一是为什么采纳多元公共服务供给方式；二是供给方式多元化带来了哪些变化；三是绩效的内涵和测量指标是什么；四是哪些要素影响公共服务绩效改进。四个问题涵盖了公共服务从政府内部生产到外部生产的生命周期轨迹：外包决策—结构变化—绩效测量—绩效改进。

由政府机制的相关研究可发现，政府能力是我国公共服务提供引入社会力量成功的重要变量。政府的合同管理能力能够确保合同的有效执行，政府的监管能力能够有效改善受托方的主体行为，因此合同管理能力和监管能力能够有效减少委托—代理关系中的信息不对称问题并降低交易成本。政府与企业、社会组织之间经济主体关系和法律契约关系的有效执行，是公共服务供给方式市场化成功的前提。政府的监管能力、合同管理能力、政府信用、政策制定、信息获取能力都能有效提高服务供给的绩效。

此外，关于医院的产权和绩效产出（ownership and performance）间的关系，学术界也不乏争论。Mark（1996）对不同产权性质的精神病院的质量进行对比，发现营利组织的绩效表现更差，产权和医院的绩效之间存在相关关系。Silverman 和 Skinner（2004）研究了医院的产权和市场结构如何影响医疗保险上浮程度，发现不同产权的组织表现出非常显著的行为差异。Bjorvatn（2018）对 1999—2006 年挪威的公立医院与私立医院进行对比，发现民营医院更喜欢病情不严重的病人，但由于病人在此等候时间短并且住院时间短，因此医院产权对于质量的影响是混合的。Lindbauer 等人（2016）利用 2002—2010 年德国 121 个企业样本和 104 个非企业医院样本进行了公立医院企业化的效率对比，发现企业化对提高公立医院效率有明显的正向作用。可见，关于医院产权和绩效的研究并没有得出一致的结论。

除了医疗机构产权性质和绩效表现的关系还没有清晰的定论外，发挥作用的机制，可能包括目标机制、定价机制、财政补贴机制和税收机制等，也有待商榷，还需要进一步的实证研究。总体来说，国外关于医院产权和绩效的研究还较为分散，缺少统一而综合的分析框架，但从已有的研究中能够提炼一种有效的研究思路：产权对绩效无论有无影响抑或影响大小，都不是单一因素决定的。医疗服务的性质与产权机构选择之间存在一定的关系。

具体来看，目前的研究存在以下不足。

（一）对"硬服务"研究较多，对"软服务"研究不足

从文献综述可见，在公共服务提供机制的讨论中，学者们在引入市场化机制后的服务绩效评价主要围绕传统的供水、垃圾清运等服务领域进行，这类服务偏向"硬服务"，对于教育这类"软服务"也有涉及（O'Toole & Meier, 2004），但对医疗服务较少进行探讨。一个原因可能是医疗服务领域引入市场化机制的案例较"硬服务"少，而且数据易获得性较差；另一个原因可能是医疗服务领域本身的服务特性，使引入市场机制后服务前后绩效对比研究变得较为复杂。本书研究领域就锁定在医疗服务这项"软服务"上，扩展至一般公共服务提供机制的理论也适用。

（二）对"是什么"研究较多，对"为什么"研究不足

从已有研究看，早期的研究关注公共服务外包和私有化的成本，首先回答为什么政府做出外包/私有化决策，然后回答为什么成本没有降低的问题。已有研究利用市场竞争机制、服务属性、信息不对称性、监管成本等关键变量对上述问题进行分析。后期的研究则关注政府角色的定位，公共服务逆外包和逆私有化趋势出现，政府间合作和政府直接提供服务的比例上升，政府在公共服务供给中的主体角色突出。但不难发现，截至目前对市场机制引入和政府机制的作用缺乏系统研究，而且针对市场机制和政府机制的互动研究较为匮乏。

（三）对"西方情景"研究较多，对"中国语境"研究不足

公共服务供给多元化改革的实践最早发生在西方社会，如英国的私有化浪潮。同样，针对服务提供机制的绩效研究以及变动

趋势研究最早也出现在西方。通过文献综述可以发现，外包/私有化和逆外包/逆私有化的学术研究，最为系统的研究成果源于美国、西班牙、英国、澳大利亚等国家，对中国语境下的公共服务供给研究不足。此外，从"十二五"时期开始，我国对公共服务提供的政策导向提出"多元化"的改革方向，因此，我国引入市场机制提供公共服务的实践时间并不长。如果吸取西方的经验和教训，使得我国公共服务市场化机制改革更为顺利，那么本书关于市场机制和政府提供机制的探讨将更有理论意义和实践价值。

第四节　研究设计

一　概念框架

从本书的核心研究问题来看，在社会力量进入医疗服务供给领域后供给模式发生了变化。一方面，从产权的角度来讲，医疗服务的供给主体包括公共部门和私人部门两种性质的组织。由于制度环境、目标机制、激励机制、组织架构等方面不同，各主体在医疗服务供给中呈现不同的特征。另一方面，从纯粹的公共部门供给到私人部门供给并存，并向着公私合作供给的方向发展，供给结构是不同的。因此，医疗服务供给中社会力量作用的实证分析可以分解为以下几个概念的关系研究，如图 1-7 所示。第一层次是产权和服务绩效的关系，第二层次是供给模式（结构）和服务绩效的关系，第三层次是由不同产权形成的供给模式对服务绩效发挥作用的机制。第一层次产权和服务绩效的关系对应微观层面的定量分析；第二层次供给模式和服务绩效的关系对应宏观层面的定量分析；第三层次研究供给模式对服务绩效产生影响的机制，通过中观层面的多案例分析进行讨论。由微观层面的定量分析发现问题，进一步通过宏观层面的定量分析来论证，最后通过中观层面的多案例研究讨论作用机制，这是三个层次之间的内在逻辑关系。

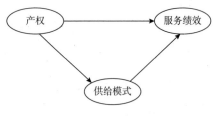

图 1 – 7　概念框架

二　研究方法和数据来源

本研究以我国医疗服务供给中社会力量的作用为研究对象，采用定量分析、实地调研相结合的方法。

（一）定量分析

在医疗服务供给领域，定性分析方法应用较多，定量研究相对较少，主要原因是该领域数据的可获得性低。本研究从宏观和微观两个层面，分别构建了全国除港、澳、台外 31 个省（自治区、直辖市）2010—2016 年的医疗服务供给结构与绩效相关指标的面板数据，同时利用"中国城市公共服务与治理研究"调查数据，使用统计分析和计量分析方法，对供给模式和绩效关系的理论问题进行实证研究。在数量方法的选择上，本研究在宏观数据分析中选取数据包络分析（Data Envelopment Analysis，简称

DEA）方法构建效率指标，利用面板数据的 Tobit 回归分析方法和面板固定效应模型探讨供给结构与服务生产绩效的关系。在微观数据的分析中，利用独立样本 T 检验（Independent Sample T-test）、ANOVA 分析、因子分析、因子得分分析以及广义线性模型（GLS）等分析方法讨论不同医疗机构产权类型间服务质量、成本和满意度的绩效差异。根据不同模型的需要，使用了 MAX-DEA、STATA、SPSS 三种统计分析软件进行实证研究。本书定量分析部分弥补了目前我国医疗服务供给中社会力量的作用的学术研究中定量分析的不足。

（二）实地调研

医疗服务有其特殊性，一方面每个人对医疗服务的评价难免具有主观性，另一方面人们对医疗服务供给中社会力量的作用形成了一种刻板印象。为了尽可能消除主观判断和刻板印象的影响，同时获得丰富的一手数据，笔者对公立医院的运行和社会力量进入的典型案例进行了实地调研。2013 年 8 月，笔者赴浙江省 H 县进行了为期一周的调研，对该县 4 所公立医院进行实地走访。此次调研以小型座谈为主，对医院院长、医务科科长、财务科科长、卫生局相关负责人进行访谈。本次赴 H 县调研属于预调研，意义在于对公立医院的运转有了初步了解，为后文的案例分析打下了经验基础，但第五章案例分析部分并没有使用这次调研资料。随着了解与研究的深入，2015 年 1 月，笔者赴广西壮族自治区 A 市第一人民医院，对公立医院改革中社会力量的进入进行了为期两周的调研。笔者走访了医院的审计科、财务科、药物科、绩效科、质控科，同时调研了 A 市第三人民医院和 ML 镇中心卫生院，对主管院长、卫生局局长进行了深入访谈。此外，参观了 TH 生物医药有限公司，对该公司董事长进行了访谈。这次调研使笔者对整个医院的部门设置、机构职能、一个地区中医院间的关系有了深入的了解，加深了对研究问题和研究对象的认识。最重要的是，针对研究问题中社会力量的作用获得了大量的一手资料，也为二手资料的甄选提供了有力的依据，为案例研究部分打下了良好基础。2015 年 2 月，笔者赴青海省 C 市医疗机构药事服务监督管理中心，针对药事服务中社会力量的进入进行了为期一周的实地调研。药事服务是医疗服务供给的一个重要环节，社会力量进入的时间不短，二手资料也相对丰富，此次调研加深了笔者对药事服务领域相关问题的了解。

三 研究内容和技术路线

本书的主体部分为第二章至第六章。第二章对我国医疗服务供给模式变迁的历史、制度环境和供给结构现状进行分析（历史和制度分析）。第三章对不同性质和级别的医疗机构的服务绩效进行实证分析（微观层面分析），利用世界银行、国务院发展研究中心和清华大学"中国城市公共服务与治理研究"调查数据，从百姓就诊的角度分析不同产权性质的医疗机构在服务绩效方面的差异及机制。第四章对"十二五"以来医疗服务供给结构和服务绩效关系进行实证考察（宏观层面分析），构建了 2010—2016 年我国除港、澳、台外 31 个省（自治区、直辖市）的面板数据，用定量分析方法探讨供给结构与医院服务生产效率的关系。第五章利用多案例分析方法讨论不同服务供给模式对服务绩效的作用机制（中观层面分析）。在医疗服务和药事服务两个领域，选择了公—公、公—私、民营化三类供给模式的六个典型案例进行了机制分析。第六章，研究结论和对策建议。本书的逻辑框架如图 1-8 所示。

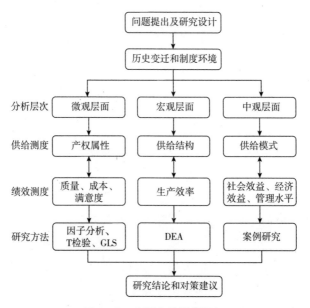

图 1-8 本研究的逻辑框架

第二章　我国医疗服务供给改革的
发展历程与制度环境

公共服务供给模式是服务供给主体和提供方式的总称，学术界的讨论主要围绕"公"和"私"的关系研究展开，本质上是政府和市场的关系问题。医疗、教育和养老被公认为公共服务体系中最重要的三项内容。从国际上来看，基于医疗服务的属性尤其是信息的高度不确定性，医疗服务供给模式的研究更为复杂。本章首先对我国医疗服务供给的发展历程进行梳理。其次，对我国医疗服务供给模式的宏观制度环境进行分析，对补偿机制、定价机制和支付制度进行梳理，总结出三种机制的交互作用造成了医、患、药、保四方的深层次矛盾。最后，对我国医疗服务供给结构的现状和问题进行总结。总体来看，从一般公共服务供给方式的理论变迁、我国医疗服务供给改革发展历程和实践探索来看，在医疗服务供给中采用政府力量和市场力量相结合的机制是主流发展方向。

第一节　我国医疗服务供给的发展历程

我国医疗服务供给模式的发展大致经历了以下三个阶段。

一　新中国成立后至改革开放前的"大锅饭"阶段

从医疗服务供给模式来看，这一阶段我国的医疗被视为"社会主义福利事业"，由政府或集体举办的公立医疗机构直接供给，社会办医受到严格管控。从经费来源看，政府或集体经济担负着医疗服务机构人员、设备、基础设施、运行经费的投入。从医疗价格看，政府严格管控医疗服务定价和药品定价。在医疗保障方面，在城镇地区建立了基本上覆盖所有劳动者的公费医疗和劳保医疗制度，在农村地区建立了覆盖90%农村人口的合作医疗制度。可见，新中国成立后到改革开放前的20多年时间里，医疗服务的供给模式是政府或集体经济举办医疗机构进行直接供给，医疗机构的建设和运营依靠国家财政投入或集体经济投入，医护人员的收入保障来自组织而非病人，患病居民由于被医疗保障制度高水平全覆盖较少产生经济负担，医疗体系运行的机制是政府行政计划而非市场机制。这一时期取得的突出成就是，医疗卫生机构追求公益性目标，公平性和可及性较高，具有时代特色的组织与管理方式使医疗卫生事业发展顺利。存在的问题则是服务成本上升和服务效率下降，即总投入有限导致医疗服务总体技术水平偏低，过高的医疗保障导致资源浪费，欠缺激励的"大锅饭"体制使医疗机构和医务人员工作效率不高。

二　改革开放后至21世纪初的市场化改革阶段

改革开放后至21世纪初，医疗服务被视为一般商品卷入市场化改革浪潮。改革开放后，我国以经济建设为中心，从计划经济向市场经济转变。为了减轻政府负担和激发医疗机构活力，医疗服务供给被推向了市场。这一时期，医疗服务的属性从社会主义公益事业向私人消费品转变，性质的转变意味着国家不再对其履行全部责任。从医疗服务的供给模式看，推向市场的医疗服务逐渐形成了商业化、市场化的服务提供模式。医疗机构的所有制结构从单一公有制变为多种所有制并存，打破了一元化格局。从经费来源看，中央政府弱化了财政投入责任，鼓励医疗机构自负盈亏。医疗机构和医护人员的收入与业务收入、药品收入直接挂钩，因此无论是国有医疗机构还是非国有医疗机构，均出现以追求经济效益为目标的改革，并一直延续至今。从医疗价格看，医疗服务定价仍然由政府管控，但药品生产与流通走向缺乏政府监管和规制的全面市场化。从医疗保障方面看，公费医疗制度和劳保制度随着国企改革的深化逐渐瓦解，农村合作医疗制度也随着20世纪80年代人民公社的解体而瓦解。居民的医疗保障水平迅速下降。可见，在这个阶段，医疗服务的供给方式经历了一场变革，从政府包办迅速转型到市场化供给，服务属性从公共物品向私人消费品转变，医疗机构发展和医护人员收入由政府投入转变为向经济效益索取，加之药品价格上升和传统的医疗保障体系瓦解，居民就医经济压力加大。这一时期的主要成效是医疗服务供给能力和医疗机构内部运转效率的全面提高。存在的问题则是医疗服务的公平性下降，2000年世界卫生组织（WHO）对其191个成员国卫生筹资与分配公平性的评估排序中，我国列188位。医疗服务资源高度集中于高等级医疗机构和发达地区。

三 政府承担主体责任、供给方式多元化改革新阶段

21 世纪以来，是建设服务型政府、回归政府主体责任并探索医疗服务供给模式多元化的新阶段。2003 年我国暴发"非典"（SARS）疫情，极大地考验了公共卫生体制，暴露出市场化改革后我国公共卫生系统受到冲击和卫生服务能力不足的问题。反思市场化改革、回归政府主体责任成为 21 世纪以来医疗服务供给的发展思路，"提供方式的市场化不等同于责任的市场化"，医疗服务回归准公共物品属性。在公共服务供给模式方面，强调政府作为医疗服务供给的责任主体，创新医疗服务供给方式。《国家基本公共服务体系"十二五"规划》明确提出要创新公共服务供给方式，实现提供主体和提供方式多元化。一系列中央政策文件颁布实施，要求公立和非公立医疗机构共同发展，鼓励和引导社会力量建设医疗卫生事业（见表 2 - 1）。

表 2 - 1 鼓励社会力量办医的系列中央政府文件

发布年份	政策文件	政策内容
2009	《中共中央国务院关于深化医药卫生体制改革的意见》（中发〔2009〕6 号）	进一步完善医疗服务体系……坚持非营利性医疗机构为主体、营利性医疗机构为补充，公立医疗机构为主导、非公立医疗机构共同发展的办医原则。鼓励和引导社会力量发展医疗卫生事业。积极促进非公立医疗卫生机构发展，形成投资主体多元化、投资方式多样化的办医体制。

续表

发布年份	政策文件	政策内容
2009	《国务院关于印发医药卫生体制改革近期重点实施方案（2009—2011）的通知》（国发〔2009〕12号）	加快形成多元办医格局……要积极稳妥地把部分公立医院转制为民营医疗机构……鼓励民营资本举办非营利性医院。
2010	《国务院办公厅转发发展改革委卫生部等部门关于进一步鼓励和引导社会力量举办医疗机构意见的通知》（国办发〔2010〕58号）	坚持公立医疗机构为主导、非公立医疗机构共同发展，加快形成多元化办医格局。文件还就社会力量举办医疗机构的准入范围、改善社会力量举办医疗机构的执业环境进行详细阐述，促进非公立医疗机构持续健康发展。
2012	《国务院关于印发国家基本公共服务体系"十二五"规划的通知》（国发〔2012〕29号）	创新供给模式，在坚持政府负责的前提下，加快建立政府主导、社会参与、公办民办并举的基本公共服务供给模式。
2013	《国务院关于促进健康服务业发展的若干意见》（国发〔2013〕40号）	鼓励企业、慈善机构、基金会、商业保险机构等以出资新建、参与改制、托管、公办民营等多种形式投资医疗服务业，大力支持社会力量举办非营利性医疗机构、提供基本医疗卫生服务。

例如，《全国医疗卫生服务体系规划纲要（2015—2020）》明确要求，到2020年，在医院床位中，按照每千常住人口不低于1.5张的标准为社会办医院预留规划空间。在2013年，这一数值是0.52张。从经费来源看，中央和各级政府扩大了医疗卫生投入规模。但医疗机构收入和医护人员收入仍与效益挂钩。从服务价格看，对部分医疗服务价格实行政府管控，逐步取消药品加成政策。从医疗保障体系建设看，形成了新的城镇职工社会基

本医疗保险、城镇居民基本医疗保险和新型农村合作医疗保险制度体系。医疗服务供给的整体思路是将政府供给和市场供给相结合，在医疗服务中引入市场机制，借助市场的力量达到激活医疗市场、降低医疗服务成本、提高医疗服务效率、改善医疗服务品质的目的。但由于前一阶段政策和行为的延续性，目前的医疗服务多元化改革仍面临挑战。

第二节　我国医疗服务供给的宏观制度环境

一　补偿机制

政府筹资职能发挥不到位，致使医疗机构净收入不足，依赖服务创收，是医、患、药、保四方问题的第一根源（郝模，2012）。从我国医疗服务供给模式的发展历程来看，改革开放以来公立医疗机构的基础设施、设备以及人员收入等被推向市场化。财政对医疗服务的筹资职能弱化并逐渐撤退，政府鼓励公立医院通过自筹资金、自收自支（孙梅等，2015）维持运转，允许公立医院拥有结余留用和分配的自主权。在这样的补偿机制下，医院的管理体制改革撼动了医疗服务公益性的目标，逐渐遵循市场运作的法则，追求自身利益最大化。吴群红等人（2014）根据范围较广、研究较多、矛盾聚焦性等原则，总结出医院管理措施的五项内容：准入、费用及价格、补偿、质量、行为。在被调查者针对具体措施的排序中，"补偿"居于首位。公立医院的补偿主要是针对医疗服务过程中的人力、物资等消耗进行，来源于政府财政补偿、医疗服务收入和药品收入三个方面。但对非公立医疗机构来说，它们不享受政府的财政补偿，且截至2015年底仅有 1/3 左右的非公立医疗机构被纳入医保定点范围。因此，非公立医疗机构的补偿主要来源于医疗服务收入和药品收入。当然，笔者在素材搜集过程中发现，较少存在社会力量只举办医疗机构的情况，医疗集团的形式是目前和未来的发展方向，医疗集团中涵盖药品生产和销售、医疗设备的生产和销售、医院和其他医疗机构，办医是医疗集团利益链条上的一个环节。可见，无论是公立医疗机构还是非公立医疗机构，都面临政府财政补偿较少或缺失的问题，都需要通过业务收入和药品收入来维持运转。

二 定价机制

如果说医疗机构的补偿机制设计是医、患、药、保四方问题产生的第一根源，那么不尊重卫生人员技术价值的定价机制则是推手。一方面，从我国的医疗服务定价机制来看，我国的医疗服务定价由财政和物价部门制定，"在我国改革开放后的 20 多年，医疗服务收费价格指数变化大约是消费价格指数变化的 1/4"（郝模，2012）。可见，医疗技术人员的劳务价值被严重低估。但医疗服务定价并不覆盖所有类型的医疗服务，常规服务项目由物价部门制定，但高新服务项目不受其约束。这样，顺应了补偿机制的"自收自支"和定价机制的"高新服务"高利润的驱使，少做常规服务项目、多做高精尖检查成为医疗机构的选择。不仅如此，由于定价机制忽视医务人员的技术价值，医务工作者劳动技术价值与薪资相比不相称，医务人员的行为发生了扭曲。新的医改方案中规定："中央政府负责制定医疗服务价格政策及项目、定价原则及方法；省或市级价格主管部门会同卫生、劳动保障部门核定基本医疗服务指导价格。"严格的医疗服务定价机制并未松动。另一方面，从我国药品的定价机制来看，在取消药品加成的政策出台以前，15％的药品加成是国家允许的，被纳入医疗机构的正常收入范围。因为政府财政补贴、业务收入和药品收入三个方面共同构成公立医疗机构的补偿内容，所以在政府补贴有限、基本医疗服务价格由物价部门核定且药品加成合情合理合法的情况下，通过开展非基本医疗服务、多销售药品增加医疗收入成为医疗机构顺应外部政策环境、谋得生存发展的权宜之计。这时，医生的经济收入与科室、医院的绩效绑定。新的医改政策明确提出要提高医疗服务定价、取消药品加成，将医疗机构收入从政府补助、业务收入和药品收入三项转变为政府补助和业务收入两项，但在实地调研中发现即使取消药品加成，由于几十年政策的连贯性和各方行为的异化，上有政策下有对策的现象依然层出不穷。

三　支付制度

按项目支付的制度使扭曲的医疗收入成为可能，使看病贵成为普遍的社会问题。一方面，医疗保险按项目支付的方式决定了医疗机构可以通过多做检查、多开药获得收益。多年来，公立医院的主要收入来源于医保支付。而我国政府主导的医疗机构补偿本质始终以按项目支付方式为基本特征，这种支付方式的固有弊病决定了医疗机构通过"多开点药、多开贵药"、"多做检查、多做高精尖新检查"获得补偿（励晓红等，2015）。另一方面，医保人群尤其是公费医疗人群推动了这种扭曲的医疗行为的发展。公立医院的收入大部分来源于医保支付。在医疗保险体系中，那些享受公费医疗的人群是导致医疗资源浪费的根本因素。由于享有特殊的优惠政策，他们被公立医院所喜爱，大量的检查费用、住院费用、药品费用、医疗损耗费用被不计成本地消耗。这部分人也是原研药的主要消费群体。医院能在这部分人身上得到相对更大的利润。这也在一定程度上解释了医改投入增量被吞噬的原因，1978—2010 年政府卫生支出虽然从 35.44 亿元增长到 5688.64 亿元，但在整个医疗费用支出中所占比例却从 35.44% 下降到了 28.6%（许秀菊，2009）。可见，医保按项目支付的方式和大量公费群体的存在，导致医疗资源的浪费、医疗费用的社会负担很大。

四　机制的交互作用

上述的补偿机制、定价机制和支付机制共同作用，造成了医、患、药、保四方的深层次矛盾。三种机制的交互作用如图 2 - 1 所示。由于同时存在财政补偿不足和水平较低的问题，医院为求生存和发展，需要通过服务及药品加成进行补偿，医院将压力转移给科室，科室将任务分配给医生，最终"创收"机制形成，即所谓的以药养医机制。此外，医疗保险按项目支付的方式使这一补偿能够实现，医生通过更多的服务项目来获取经济利益，"医生点菜，病人埋单"必然产生高额的医疗费用（孙梅，2011）。同时，过低的医疗服务定价挫伤了医务工作者的积极性，"鼓励"他们更多依赖药品和提高设备检查费用来维系自身需求，这样，逐利行为借助内外机制的混合作用不断强化（吴群红等，2014）。新医改以来，为了破除"以药养医"机制，我国许多地区逐渐取消药品加成。但对于医疗机构而言，检查收入是毛收入，净收入与毛收入之间的比例为1∶4—5（王朝昕，2011）。因此，医疗机构为了弥补破除"以药养医"所产生的损失，增加的检查费用要高于药品加成的4倍，这些费用最终由百姓、医保等支付者承担。这造成了医疗行为的扭曲、医疗资源的浪费、药品市场的混乱、大型仪器设备的过度设置和利用、社会医疗负担的上升。学者们已经在如何求得医改突破方面进行了大量探索性研究。吴群红等（2014）建议推动筹资、补偿、支付机制的配套改革。郝模（2012）提出从改革支付机制入手，在总额预算基础上，直接将按项目付费变为按服务单元付费，将医疗机构的"多开点药、多开贵药"、"多做检查、多做高精尖新检查"变为"少开点药、少开贵药"、"少做检查、少做高精尖新检查"。

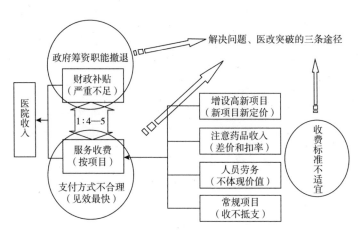

图2-1　医、患、药、保四方问题形成机制

资料来源：郝模（2012）。

第三节　我国医疗服务供给结构现状及问题

一　公立医疗机构居于绝对主导地位，非公立医疗机构发展空间受限

自中华人民共和国成立到改革开放之前，我国医疗服务供给主体为公立医疗机构，包括国有和集体所有的医疗机构。虽然改革开放后经过市场化改革社会力量逐渐进入医疗服务供给领域，但从发展现状来看医疗卫生领域的主导力量仍是公立医疗机构。从统计数据来看，截至 2017 年底我国共有各类医疗卫生机构98.7 万余家，公立医疗机构占比 54.7%，非公立医疗机构占比45.3%，社会办医疗机构在数量上显示出较好的发展态势；但从床位数来看，各类医疗卫生机构床位数 794 万余张，公立医疗机构占比 80.7%，非公立医疗机构占比仅为 19.3%。非公立医疗机构数量与床位数不成正比的现状表明公立医疗机构占据医疗卫生资源的优势，也说明绝大多数非公立医疗机构规模较小。

具体来说，如图 2-2 和图 2-3 所示，从 2005 年到 2017年，公立医院的数量逐年下降，但民营医院数量呈显著上升趋势，而且在 2015 年超越了公立医院。但从病床数发展来看，公立医院的病床数增长态势并不逊色于民营医院。从卫生经费来源看，公立医疗机构的收入由国家财政补助、医疗保险支付以及其他三部分构成。非公立医疗机构一般不享受政府财政补助，且仅有 1/3 左右被纳入医保定点范围，因此，通过业务收入和药品收入取得合理利润空间的压力更大。从人才资源来看，"高、精、尖"人才集中于大型公立医院，非公立医疗机构面临人才匮乏、

引入难且流失快的困境。可见，当绝大多数医疗资源由公立医疗机构所有时，"虹吸效应"会将更多的卫生资源的投入、人才、技术导入公立医疗机构，非公立医疗机构的发展空间受限。

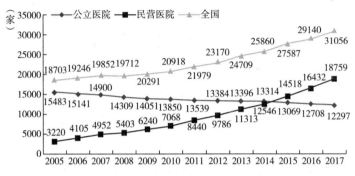

图 2-2　公立和民营医院数量（2005—2017 年）

资料来源：《中国卫生健康统计年鉴（2006—2018）》。

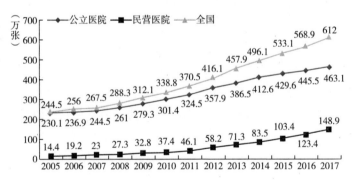

图 2-3　公立和民营医院病床数（2005—2017 年）

资料来源：《中国卫生健康统计年鉴（2006—2018）》。

二　公立医院改革陷入困境，阻碍社会力量进入

正如前文所述，在公立医院改革内部，现有的体制机制结构

性矛盾尚未理顺，公立医院改革的成本巨大。我国目前医疗财政投入有限、医疗服务的定价机制由政府管控、医保以按服务项目报销的方式进行，医疗机构收入与业务收入挂钩，以上因素的共同作用使公立医院的资源配置结构"倒置"、科室和医生的医疗行为"逐利"，同时弱化了政府卫生部门的行政权威，吞噬了医疗改革投入的"增量"。社会力量参与公立医院改革有效的前提仍然是公立医院内部体制机制理顺。以目前发展前景较为广阔的公私合作伙伴关系（PPP，即 Public-Private Partnership）为例，相对于纯粹的民营化改革，通过"风险共担，收益共享"的 PPP 方式进行医疗服务供给更具稳定性和延续性，但该机制建立的前提是公和私之间明确的权、责、利关系的划定，公立医院产权不清、责任不明等饱受诟病的问题成为社会力量进入公立医院改革的障碍。

三 非公立医疗机构发展面临外部政策环境和社会环境变化的不确定性

非公立医疗机构发展面临外部政策环境和社会环境变化的不确定性，尤其是政策环境和社会认可度问题。医疗服务供给模式多元化改革的目标是通过社会力量的引入，提高医疗服务整体供给能力。但由于历史和现实的原因，非公立医疗机构面临不利的外部发展环境。从政策环境来看，存在政策设计和执行脱节问题，虽然中央层面已经出台向非公立医疗机构倾斜的政策，但执行中效果不明显，还存在"玻璃门"和"弹簧门"现象，非公立医疗机构的发展仍然面临资金、土地、税收、人才等要素的限制。从社会环境来看，各界普遍存在对非公立医疗机构的不信任。如图 2-4、图 2-5、图 2-6、图 2-7 所示，从 2005 年到 2017 年，民营医院的数量增长了近 5 倍，但从 2017 年的数据来

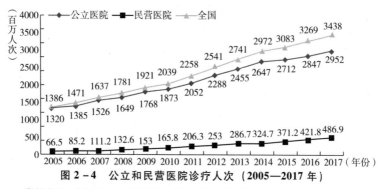

图 2 - 4　公立和民营医院诊疗人次（2005—2017 年）

资料来源：《中国卫生健康统计年鉴（2006—2018）》。

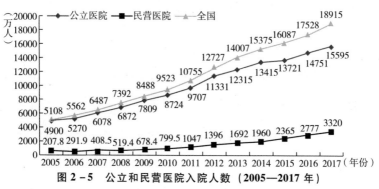

图 2 - 5　公立和民营医院入院人数（2005—2017 年）

资料来源：《中国卫生健康统计年鉴（2006—2018）》。

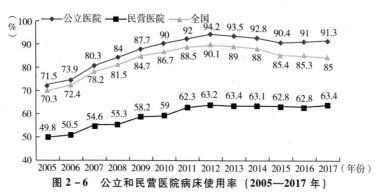

图 2 - 6　公立和民营医院病床使用率（2005—2017 年）

资料来源：《中国卫生健康统计年鉴（2006—2018）》。

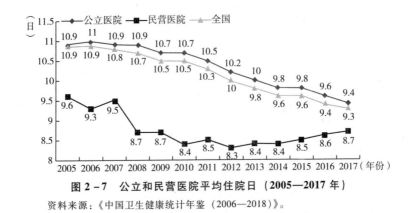

图 2-7 公立和民营医院平均住院日（2005—2017 年）

资料来源：《中国卫生健康统计年鉴（2006—2018）》。

看，其诊疗人次仅占公立医院的 16.5%，入院人数仅占公立医院的 21.3%，病床使用率与公立医院相差 21.6 个百分点，平均住院日始终低于公立医院。民营医院数量的快速提高和服务量发展的相对滞后，表明其社会认同亟须提高。

四 非公立医疗机构内部的运作规范影响服务供给体制改革效果

我国尚未对社会力量进入形成严格的准入制度。由于医疗服务具有高资产专属性和信息不对称性，作为"软服务"的医疗服务供给体制改革较其他"硬服务"领域改革具有更强烈的不稳定性。选择哪家社会力量进入，采取哪种合作模式，如何进行绩效评估，如何确定风险分担机制，社会力量的进入模式必须反复论证。但目前还存在一哄而上、盲目改革的现象，失败的案例不在少数。对非公立医疗机构有效监管的匮乏和退出机制的不完善，导致不规范问题层出不穷。非公立医疗机构运行中存在不规范现象，严重扰乱正常的医疗服务秩序。社会力量的逐利天性，加上医疗服务产出结果的不可测量性，以及医患双方的信息不对称性，非公立医疗机构在运行中通过过度检查、过度治疗、多开药方赚取利润。可见，对社会力量的准入、监管、退出机制的建设还有待完善。

本章小结

从一般公共服务理论的沿革和我国医疗服务供给实践来看，目前我国的改革阶段正处于一般公共服务理论发展的第二个阶段，即通过扩大市场力量的引入改善服务供给的质量和效率。从理论的第三阶段对市场化改革的反思来看，目前我国医疗服务供给模式多元化改革中需要注意以下两个方面。一是服务公平性的考量，包括公平对待公立和非公立医疗机构在政策优惠和财政方面的投入，更重要的是保障社会弱势群体在医疗服务供给方式多元化改革中的利益不受损。二是服务总成本的计算。在多元化改革实践中，医疗服务的供给模式多元化改革需要确定合理的成本分摊机制。此外，从目前我国医疗服务供给模式多元化改革的实践来看，仍存在很多亟待解决的问题。进一步深化医疗服务供给模式多元化改革，要兼顾医疗服务供给的公平性和总成本的可控性两个方面。

从我国宏观制度环境和医疗服务供给结构的现状来看，当下，我国确立了医疗服务供给模式多元化改革的战略方向，将政府责任和市场机制相结合，通过政府责任回归提高医疗服务的公平性和可及性，通过社会力量的引入改善医疗服务供给的质量和效率。但公立医疗机构改革陷入困境，根本上是补偿机制、定价机制和支付制度共同作用的结果，吞噬了医改增量投入。从公立和非公立医疗机构的发展现状来看，还面临以下几方面问题：公立医疗机构居于绝对主导地位，非公立医疗机构的发展空间有限。公立医院改革陷入困境，阻碍社会力量进入。非公立医疗机构发展面临外部政策环境和社会环境的不确定性问题。非公立医疗机构内部的运作规范问题，影响了医疗服务供给模式改革的效果。总之，需要通过宏观调控把握医疗卫生事业发展方向并解决其中的突出问题，借助一些市场手段提高服务效率和质量。在目前阶段，解决问题、求得医改突破是必须走的第一步（郝模，2012），必须走向有管理的市场化（顾昕，2005）。

第三章 医疗机构产权性质与服务绩效研究：微观层面

本章从微观角度讨论公、私部门供给医疗服务的绩效差异及产权的作用机制问题。笔者利用世界银行、国务院发展研究中心、清华大学在 2005 年底和 2006 年初针对我国 5 个城市（上海、大连、深圳、成都、西安）进行的"中国城市公共服务与治理研究"调查问卷中的医疗卫生部分数据，从顾客的视角讨论公、私医疗机构在质量、成本、满意度等绩效指标方面的差异，并探讨产权发挥作用的机制。

第一节 研究思路

一 绩效测量：从客观指标到顾客满意度评价

从历史发展来看，始于经济测量的绩效测量标准从"量"向满意度转变。经济是一门精确计算投入—产出比值的学科，传统对市场绩效的经济测量是基于产品产出"量"的测度。但随着时代发展，产品和服务日益差异化，信息化革命产生了许多难以量化的产品和服务。为了进行测量，瑞典顾客满意度指数模式（Sweden Customer Satisfaction Barometer，简称 SCSB）应运而生，它是最早的全国性顾客满意度指数模式。1996 年，Claes 等人在此基础上提出了美国顾客满意度指数（American Customer Satisfaction Index，简称 ACSI）。基于顾客满意度指数替代传统的产出和产量测量经济绩效，是时代变迁和消费主义发展的结果。

从现有研究来看，利用满意度指标进行服务绩效测量获得较快发展，但仍有提升空间：①服务质量与满意度的关系研究多为定性分析，仅有少量研究是基于数据的定量分析，分析力度明显不足。②关于国有医院和私营医院①的对比研究文献多停留在医院层面，还没有发现有基于病患视角的研究。③较少考虑医院经济属性等分类变量的作用，产权发挥作用的机制不明晰。针对现有研究的不足，本章基于顾客满意度的样本数据，用定量分析的研究方法，讨论国有医疗机构和私立医疗机构的绩效差异及产权的作用机制。本章在全书中的定位为微观层面的讨论，切入的视角为顾客医疗就诊的主观体验，主要创新之处在于从主观、软指标方面讨论医疗机构产权性质对服务绩效影响的核心问题。

本章将回答以下三个问题：①不同人群的就诊特点（类别、疾病）是怎样的？即什么人在什么情况下选择什么产权的医疗机构就诊？②医疗服务绩效指标是否在不同产权的医疗机构间存在差异？本章将服务成本、服务质量和服务满意度纳入医疗服务绩效指标体系进行讨论。③产权影响满意度的机制是什么？以满意

---

① 本书中使用"中国城市公共服务与治理研究"调查问卷数据，且引用不同的文献，不同的作者和译者用词习惯、语境不同，故出现"国有医院""国营医院""公立医院""私营医院""民营医院"等多种表述，严格来讲，上述表述有差别，但区别不太大，不影响阅读，出于尊重原文起见，本书中未作统一。在本书中，"公立""公共""国有""国营"意思相近，指由公共部门提供；"私立""私营""民营""私人"意思相近，指由社会力量提供。

度为因变量，构建多元回归模型探讨产权发生作用的机制。

二 数据基础："中国城市公共服务与治理研究"问卷调查

第一，从数据来源看，本章利用已有的数据作为分析基础。世界银行、国务院发展研究中心和清华大学在全国5个城市（上海、大连、深圳、成都、西安）进行了"中国城市公共服务与治理研究"入户调查，此次调查设计周期长、调查对象广泛、样本量充足，数据质量较好。

本次调查涉及义务教务、医疗卫生和城市供水三项重点公共服务领域，本书使用医疗卫生部分数据（见表 3-1）。[1] 这次调查总共获取有效问卷4802 份，其中概率性样本3456 个[2]、外来人口便利样本1346 个[3]。

第二，在关于医疗卫生的问卷设计中，针对样本最近一次就诊的经历，调查方设计了医疗机构产权性质、级别、类型以及绩效评价等相关问题。根据本章的研究内容，笔者将测量服务质量

---

[1] 这次调查涵盖义务教育、医疗卫生和城市供水三个主要公共服务领域。本书结合研究主题，使用了医疗卫生部分数据，在此致以谢意。

[2] 概率性样本：在本市市区居住一年以上、有固定住所的家庭（集体居住在工棚和工厂宿舍者除外）。采用多阶段、概率与规模成比例抽样方法（PPS），以社区的户数为规模度量（MOS），在5 个城市中分别抽取能够代表城区居民的样本（置信度95%）组成概率性样本，通过入户访谈的调查方式完成问卷。

[3] 外来人口便利样本：在本市居住一年以上，有6—15 岁小孩，但没有本市市区户口的家庭。这些家庭包括本市郊区及本市以外的农业户口和非农业户口。调查员自由选择符合条件的家庭为样本，采用入户访谈的调查方式完成问卷。

表 3-1　"中国城市公共服务与治理研究"医疗卫生部分样本分布情况

城市	样本数量	概率样本	便利样本	本市市区家庭	外来人口家庭	医疗卫生	住院	门诊
上海	706	556	150	525	181	634	106	528
		78.8%	21.2%	74.4%	25.6%	89.8%	16.7%	83.3%
大连	1065	765	300	700	365	869	191	678
		71.8%	28.2%	65.7%	34.3%	81.6%	22.0%	78.0%
深圳	1032	732	300	374	658	824	137	687
		70.9%	29.1%	36.2%	63.8%	79.8%	16.6%	83.4%
成都	999	699	300	583	416	845	167	678
		70.0%	30.0%	58.4%	41.6%	84.6%	19.8%	80.2%
西安	1000	704	296	663	337	894	214	680
		70.4%	29.6%	66.3%	33.7%	89.4%	23.9%	76.1%
总计	4802	3456	1346	2845	1957	4066	815	3251
		72.0%	28.0%	59.2%	40.8%	84.7%	20.0%	80.0%

的 7 项指标、测量服务成本的 2 项指标、测量服务满意度的 3 项指标（见表 3-2）纳入本研究。此外，笔者将医疗机构特征以及个人特征等指标纳入，包括医疗机构的性质、级别、类型，以及患者的性别、年龄、受教育程度、婚姻状况、身体健康状况等指标。最后，笔者还将一些与就诊情况相关的分类变量指标纳入，例如用于区分门诊和住院的"是否住院"变量、"看病最不满意的方面"等指标。

　　第三，根据统计方法的需要删除错误值和缺失值，形成 3410 个有效样本的数据库。首先，为了得到准确的研究结论，对数据库中的错误值、缺失值进行删除，保证服务质量、服务成本和服务满意度三个绩效指标全部为有效值。其次，通过程序的

表 3 - 2　绩效测量指标体系

指标	对应问题
服务成本	医疗花费
	报销了多少
服务质量	看病手续的繁简程度（包括挂号、缴费等）
	医生的医术水平
	医生对病情和治疗方案的解释
	医护人员对患者及亲属的态度
	医护人员对患者病情或隐私的保密
	医疗设施和环境（如 X 透视装备、化验室）
	看病的拥挤程度
服务满意度	对医疗服务过程的满意度
	对治疗效果的满意度
	对花费性价比的满意度

资料来源："中国城市公共服务与治理研究"调查问卷。

试运行发现，在"医疗机构性质"选项中，"合资、外资和其他"三类机构数量不多但对结果影响较大，不能很好地反映公、私绩效差异，因此将这三类全部删除，只保留"国有"和"私营"两类。最后，对其他特征值中的异常值进行删除。最终获得3410 个有效样本。样本分布如表 3 - 3 所示。

表 3 - 3　有效样本的特征描述统计

统计项		数量	占比
性别	男	1441	42.3
	女	1805	52.9
就诊类别	住院样本	715	21.0
	门诊样本	2695	79.0

统计项		数量	占比
医疗机构属性	国有	2976	87.3
	私营	434	12.7

注：样本量为 3410，因为个人特征部分变量有缺失，所以部分统计指标比例之和不足 100%。

三　本章分析框架

本章的分析框架如图 3 - 1 所示。

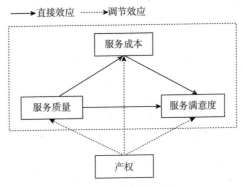

图 3 - 1　本章分析框架

首先，确定医疗服务绩效的测量。美国顾客满意度指数（ACSI）构建了基于感知质量、感知价值和顾客满意度三个绩效的闭合回路，笔者借鉴该指标的架构构建服务质量、服务成本和服务满意度三者关系。其次，为了讨论公共服务提供方式的作用，在医疗服务绩效框架的基础上加入核心变量"产权"，并分析不同产权性质的医疗机构在服务质量、服务成本和服务满意度这三个方面的绩效差异。最后，以服务满意度为因变量，构建多元回归模型，讨论产权的调节效应。

第二节 基本统计分析

一 描述性统计

从就诊类型和机构性质的选择来看，绝大多数人选择去国有医疗机构就诊，住院样本选择国有医疗机构的比例高达 96.8%，仅有 3.2% 的样本选择私营医疗机构。具体来说，在 3410 个有效样本中，按照就诊类型可分为住院和门诊两大类。就诊类型与就诊偏好的样本分布如表 3-4 所示。在 3410 个总样本中，共有门诊样本 2695 个，占总样本数的 79%，住院样本占样本总数的 21%。按照就诊的医疗机构性质来看，赴国有医疗机构的样本量有 2976 个，占样本总数的 87.3%；赴私营医疗机构就诊的样本数为 434 个，占样本总数的 12.7%。可见，在调研的 5 个城市中，国有医疗机构比私立医疗机构具有患者优先选择的优势，这也与实际情况相符，无论在绝对数量上还是在规模上，国有医疗机构都占据主导地位，同时也是患者就诊机构的优先选择。

表 3-4 就诊类型与机构性质选择

就诊类型	国有机构 频次（比例）	私营机构 频次（比例）	合计 频次（比例）
住院样本	692（96.8%）	23（3.2%）	715（100.0%）
门诊样本	2284（84.7%）	411（15.3%）	2695（100.0%）
合 计	2976（87.3%）	434（12.7%）	3410（100.0%）

从就诊类型和医疗机构级别的选择来看，市级医院是患者

的首选。具体来说，如表 3-5 所示，问卷中医疗机构级别有省级及以上、市级、区级以及其他四个选项。从总体上看，选择市级医疗机构就诊的样本最多，占到总样本量的 39.4%，其次为区级（22.4%）和省级及以上（22.0%），选择区级及以上医疗机构的样本占样本总数的 83.8%。从就诊类型来看，住院样本占样本总量比例的排序依次为市级、省级及以上、区级、其他，门诊样本占样本总量比例的排序依次为市级、区级、省级及以上、其他，住院样本选择区级及以上医疗机构就诊的比例高达 96.5%，门诊样本中这一比例达 80.4%。由上述分析可见，在医疗机构的级别选择中，住院样本倾向于选择区级及以上医疗机构就诊，门诊样本则有接近 20% 选择其他医疗机构。这与现实相符合，一般认为随着病情的加重，患者从门诊转向住院治疗，倾向于选择级别更高的医疗机构以保证治疗效果。

表 3-5　就诊类型与医疗机构级别选择

就诊类型	省级及以上 频次（比例）	市级 频次（比例）	区级 频次（比例）	其他 频次（比例）	合计 频次（比例）
住院样本	198 （27.7%）	377 （52.7%）	115 （16.1%）	25 （3.5%）	715 （100%）
门诊样本	552 （20.5%）	962 （35.8%）	648 （24.1%）	525 （19.5%）	2687 （100%）
合　计	750 （22.0%）	1339 （39.4%）	763 （22.4%）	550 （16.2%）	3402 （100%）

注：原始调查数据中有 8 个人在医疗机构级别这一选择项上没做选择，因此，表中样本数为 3402，并非 3410。下文亦存在类似情况，不再赘述。

二　对比分析层次确定

综合就诊类型、医疗机构性质和医疗机构级别来看，私营医疗机构中的住院样本数可忽略不计，但在区级和其他两个级别中讨论门诊样本分布很有意义。具体来说，在上述就诊类型和医疗机构性质、就诊类型和医疗机构级别讨论的基础上，笔者将医疗机构的性质（1＝国有；2＝私营）、医疗机构的级别划分（4＝其他；3＝区级；2＝市级；1＝省级及以上）、就诊类型（1＝住院；2＝门诊）汇总到表3－6中，以便更加直观地表现样本分布。在国有医疗机构中，从省级及以上、市级和区级三个层级讨论住院或门诊样本都有意义（见图3－2）。但在私营医疗机构中，省级及以上、市级医疗机构的样本分布几乎可以忽略，在区级医疗机构中，门诊数量接近90%，住院样本仅占10%，在其他医疗机构中，住院样本仅有5个，门诊样本则有303个（见图3－3）。可见，通过就诊类别、医疗机构性质和级别的交互分析，在国有医疗机构中讨论样本分布层级、在私营医疗机构中讨论其他医疗机构的样本构成是有意义的。

表3－6　就诊类型、医疗机构性质和级别交互分析

		住院样本			门诊样本			合计
		国有	私营	合计	国有	私营	合计	
医疗机构的级别	省级及以上	198	0	198	548	4	552	750
	市级	369	8	377	946	16	962	1339
	区级	105	10	115	563	85	648	763
	其他	20	5	25	222	303	525	550
合　计		692	23	715	2279	408	2687	3402

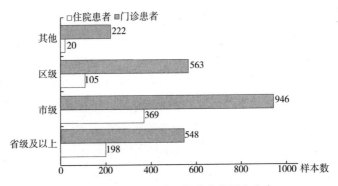

图 3-2　赴国有医疗机构就诊的样本分布

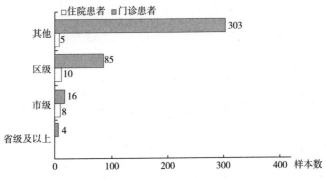

图 3-3　赴私营医疗机构就诊的样本分布

　　将公立医疗机构住院患者的疾病分布进行统计分析，可以发现，在入院的病因中，排名前3位的分别是循环系统疾病（123个）、消化系统疾病（104个）、呼吸系统疾病（83个），分别占样本总量的18%、15.2%和12.2%。这三类疾病中，26.8%的样本选择省级及以上医疗机构就诊，57.1%的样本选择市级医疗机构就诊，13.2%的样本选择区级医疗机构就诊。此外，"妊娠、分娩及产褥感染"和"内分泌、营养、代谢及免疫"也是入院的主要原因，市级医院仍然是就诊首选。

　　从门诊样本来看，接近80%赴国有医疗机构就诊的样本选择医院，接近55%赴私营医疗机构就诊的样本选择诊所（卫生所、医务室）。如表3－7所示，在有效的2695个样本中，赴国有医疗机构就诊的样本数为2284个，赴私营医疗机构就诊的样本数为411个。从机构的类型来看，医院和社区卫生服务中心（站）占赴国有医疗机构就诊样本总量的94%，诊所（卫生所、医务室）和医院则构成赴私营医疗机构就诊样本选择的主体（73.3%）。

表3－7　医疗机构性质和类型交互分析（门诊样本）

	医院	社区卫生服务中心（站）	妇幼保健院	专科疾病防治院（站）	疾病预防控制中心（防疫站）	诊所（卫生所、医务室）	门诊部	其他	合计
国有	1823 (79.8%)	324 (14.2%)	52 (2.3%)	36 (1.6%)	5 (0.2%)	26 (1.1%)	12 (0.5%)	6 (0.3%)	2284 (100.0%)
私营	78 (19%)	59 (14.4%)	3 (0.7%)	8 (1.9%)	0 (0.0%)	223 (54.3%)	12 (2.9%)	28 (6.8%)	411 (100.0%)

第三节　服务质量评价

一　描述统计

　　问卷中设置了与服务质量相关的7项指标。问题涵盖就医流程、医护人员的专业水平以及医疗机构的整体环境，答案分为"差、比较差、一般、比较好、好"5个选项[1]，得分越高，说明

---

① 运用1—5李克特量表来对其进行评价，其中1分为差，2分为比较差，3分为一般，4分为比较好，5分为好。

居民对该项服务的评价越高。如表3-8所示，从各指标的重要性来看（以均值表示），医护人员对患者及亲属的态度、医疗设施和环境以及医生的医术水平排名靠前（均大于或等于3.6）。可见，随着人们对服务质量要求的提高，在治疗效果的基础上对服务水平有了更多要求，对于就诊的服务态度、医疗机构的硬件条件都有要求。得分能反映出居民对医疗机构的硬件条件和态度持肯定态度，但对看病的手续、拥挤、医生的耐心相对不满。

表3-8　医疗服务质量统计

指标	最小值	最大值	均值	标准差	数量
看病手续的繁简程度（包括挂号、缴费等）	1	5	3.42	0.890	3410
医生的医术水平	1	5	3.60	0.788	3410
医生对病情和治疗方案的解释	1	5	3.54	0.851	3410
医护人员对患者及亲属的态度	1	5	3.83	0.854	3410
医护人员对患者病情或隐私的保密	1	5	3.60	0.827	3410
医疗设施和环境（如X透视装备、化验室）	1	5	3.67	0.868	3410
看病的拥挤程度	1	5	3.15	1.091	3410

采用独立样本T检验对医疗服务质量的7个指标在国有和私营医疗机构之间进行比较，差异显著的指标如表3-9所示。结果显示，国有医疗机构相对私营医疗机构在看病手续的繁简程度、医护人员对患者及亲属的态度、看病的拥挤程度三项指标上表现欠佳，说明国有医疗机构在这三个方面相对薄弱，已成为国有医疗机构发展的障碍；但国有医疗机构相对私营医疗机构在医生的医术水平、医疗设施和环境这两项指标上表现更好，说明私

营医疗机构薄弱的地方正在于人力资源水平和硬件环境。由此可见，国有医疗机构和私营医疗机构各有优劣，国有医疗机构在医生的医术水平、医疗设备和环境等硬件方面表现更好，私营医疗机构则在看病手续简单、就医环境宽松和对患者及亲属的态度较好等软件建设方面卓有成效。这种差异也符合我国的现实情况。

表3-9 独立样本检验显著差异指标（国有医疗机构 vs 私营医疗机构）

指标	t 值	自由度	双侧 p 值	均值差	标准差
看病手续的繁简程度（包括挂号、缴费等）	-11.212***	588.206	0.000	-0.475	0.042
医生的医术水平	3.688***	577.085	0.000	0.144	0.039
医生对病情和治疗方案的解释	-0.597	593.991	0.550	0.024	0.041
医护人员对患者及亲属的态度	-3.703***	570.337	0.000	-0.159	0.043
医护人员对患者病情或隐私的保密	1.185	565.573	0.236	0.050	0.042
医疗设施和环境（如 X 透视装备、化验室）	12.774***	525.440	0.000	0.623	0.043
看病的拥挤程度	-13.797***	625.315	0.000	-0.663	0.048

　　***$p < 0.001$。

　　总之，通过问卷调查发现，居民对最近一次就诊的服务质量评价在国有医疗机构和私营医疗机构中存在差异。居民在就诊中更加重视医疗设施和环境、医护人员的态度以及医生的医术水平。在国有医疗机构中，医生的医术水平更好，医疗设施和环境的硬件设施更好。在私营医疗机构中，看病手续更加简单、医护人员态度更好、看病也不拥挤，在软件建设方面表现更好。

二 因子分析

因子分析是一种能够由表及里地探索事物本质联系的统计方法，且医疗服务质量的7个指标间存在相关系数（相关系数阵如表3-10所示）。因此，本节利用主轴因子分解方法对7个质量指标进行探索性因子分析，取特征根值大于1的因素，并以Promax方法旋转。根据KMO和Bartlett检验，该数据集通过因子分析检验（见表3-11）。检验结果显示KMO（Kaiser-Meyer-Olkin）数值为0.757。一般认为，如果KMO抽样适度测定值大于0.7，则数据可以用于因子分析，KMO得分值越大，因子分析的效果越好。且Bartlett球形检验结果拒绝了相关系数为单位矩阵的原假设（p值小于0.001），通过因子分析，说明测量服务质量的7个问题适合做因子分析。

表3-10 服务质量问项的相关系数阵

	Q-1	Q-2	Q-3	Q-4	Q-5	Q-6	Q-7
Q-1	1.000						
Q-2	0.242	1.000					
Q-3	0.274	0.497	1.000				
Q-4	0.365	0.366	0.463	1.000			
Q-5	0.215	0.239	0.274	0.311	1.000		
Q-6	0.061	0.315	0.232	0.229	0.223	1.000	
Q-7	0.460	0.087	0.179	0.285	0.152	0.034	1.000

表 3 – 11　KMO 和 Bartlett 因子分析适合性检验

取样足够度的 Kaiser-Meyer-Olkin 度量		0.757
Bartlett 的球形度检验	近似卡方	4372.401
	Df	21
	Sig.	0.000

综合"碎石图"（见图 3 – 4）和"最小特征根大于 1"（见表 3 – 12）等辨别方法，选择两个因子模式，前两个因子对总方差的解释率为 55.33%。对初始因子载荷（Factor Loading）进行 Promax 旋转（见表 3 – 13），每个变量只在一个因子上的载荷较大，而在另一个因子上的载荷较少，保证因子间具有本质差别。可见，指标 2、指标 3、指标 4、指标 5、指标 6 可归为同一因子，指标 1 和指标 7 可归为同一因子（见表 3 – 14）。将因子 1 命名为"技术质量"，反映的是治疗本身的质量，包括医生的医术水平、设备水平和服务水平；将因子 2 命名为"物理质量"，反映的是医疗机构提供的环境质量。

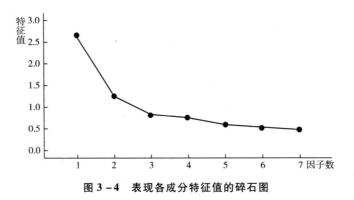

图 3 – 4　表现各成分特征值的碎石图

表 3 – 12　总方差分解表

解释的总方差

指标	初始特征值			提取平方和载入			旋转平方和载入
	合计	方差的 %	累计 %	合计	方差的 %	累计 %	合计
1	2.635	37.648	37.648	2.056	29.374	29.374	1.880
2	1.238	17.686	55.333	0.657	9.388	38.762	1.491
3	0.819	11.695	67.028				
4	0.745	10.644	77.673				
5	0.584	8.347	86.020				
6	0.524	7.489	93.508				
7	0.454	6.492	100.000				

提取方法：主轴因子分解。

表 3 – 13　Promax 旋转后的因子载荷表

指标	因子		萃取
	1	2	
2：医生的医术水平	0.693		0.473
3：医生对病情和治疗方案的解释	0.683		0.481
6：医疗设施和环境（如 X 透视装备、化验室）	0.622		0.195
4：医护人员对患者及亲属的态度	0.421		0.442
5：医护人员对患者病情或隐私的保密	0.419		0.185
7：看病的拥挤程度		0.702	0.444
1：看病手续的繁简程度（包括挂号、缴费等）		0.656	0.494

表 3 – 14　各个维度（因子）的划分及解释

维度		指标	解释
技术质量 （Technical quality）	因子 1	2：医生的医术水平	反映治疗本身的质量，包括技术水平、治疗效果、服务态度和服务水平
		3：医生对病情和治疗方案的解释	
		4：医护人员对患者及亲属的态度	
		5：医护人员对患者病情或隐私的保密	
		6：医疗设施和环境（如 X 透视装备、化验室）	
物理质量 （Physical quality）	因子 2	1：看病手续的繁简程度（包括挂号、缴费等）	反映了医疗环境的质量，涉及管理水平
		7：看病的拥挤程度	

注：Cronbach's α 系数为 0.765，介于 0.60 至 0.85 之间，说明问卷具有较高的信度。

三　因子得分分析

首先，通过独立样本 T 检验比较国有医疗机构和私营医疗机构在因子得分方面的差异（见表 3 – 15、表 3 – 16）。结果表明：在技术质量方面，国有和私营医疗机构在因子得分上呈现微弱差异，t 值为 1.657，说明国有医疗机构的技术质量更好；在物理质量方面，国有医疗机构和私营医疗机构的因子得分呈现显著性差异，t 值为 – 12.896，说明私营医疗机构在物理质量方面表现更佳。

表 3 – 15　因子得分的描述（全部样本）

	产权性质	样本量	均值	标准差	均值的标准误
技术质量	国有	2971	0.0101	0.8744	0.0160
	私营	431	– 0.0638	0.8036	0.0387
物理质量	国有	2971	– 0.0638	0.8257	0.0151
	私营	431	0.4416	0.7503	0.0361

表 3 – 16　因子得分的独立样本 T 检验（国有 vs 私营，全部样本）

	t 值	自由度	双侧 p 检验	均值差	标准差	样本量
技术质量	1.657 *	587.874	0.078	0.0740	0.0419	2971
物理质量	– 12.896 ***	591.717	0.000	0.5054	0.0392	431

$*** p < 0.001$，$* p < 0.10$。

在关于对比分析层次的讨论中，门诊样本在医院、社区卫生服务中心（站）、诊所（卫生所、医务室）三种类别的医疗机构中能够用于分析比较（见表 3 – 17）。因此，用独立样本 T 检验比较国有医疗机构和私营医疗机构在因子得分方面的差异（见表 3 – 18）。结果表明，在技术质量方面，国有医院和私营医院的因子得分呈显著差异、国有社区卫生服务中心（站）和私营社区卫生服务中心（站）的因子得分呈显著性差异，但二者的 t 值方向相反，分别为 2.010 和 – 2.543，说明国有医院的技术质量更好，私营社区卫生服务中心（站）的技术质量更好。在物理质量方面，国有医院和私营医院的因子得分呈显著性差异、国有社区卫生服务中心（站）和私营社区卫生服务中心（站）的因子得分呈显著性差异，二者的 t 值方向相同，分别是 – 3.377、– 3.028，说明私营医院和私营社区卫生服务中心（站）的物理质量更好。两项质量因子得分在不同性质的诊所中没有显著差异。通过上述分析可见，技术质量优势集中在公立医院，技术质量劣势存在于社区卫生服务中心（站），物理质量优势集中在私营医疗机构。

表 3 - 17　三类医疗机构因子得分的描述（门诊样本）

		产权性质	数量	均值	标准差	均值的标准误
医 院	技术质量	国有	1823	- 0.0018	0.8709	0.0204
		私营	78	- 0.2072	0.8847	0.1002
	物理质量	国有	1823	- 0.0149	0.8196	0.0192
		私营	78	0.3472	0.7981	0.0904
社区卫生服务中心（站）	技术质量	国有	324	- 0.0685	0.6851	0.0381
		私营	59	0.1861	0.7112	0.0926
	物理质量	国有	324	0.2517	0.7369	0.0409
		私营	59	0.5496	0.6874	0.0895
诊所（卫生所、医务室）	技术质量	国有	26	- 0.1386	0.8935	0.1752
		私营	223	- 0.0618	0.8080	0.0541
	物理质量	国有	26	0.4262	0.7407	0.1453
		私营	223	0.5630	0.7134	0.0478

表 3 - 18　三类医疗机构因子得分的独立样本检验（国有 vs 私营，门诊样本）

		t 值	自由度	均值差	标准误	双侧 p 值
医 院	技术质量	2.010 **	83.512	0.2054	0.1022	0.048
	物理质量	- 3.377 ***	83.541	0.3234	0.0957	0.001
社区卫生服务中心（站）	技术质量	- 2.543 **	78.854	- 0.2546	0.1001	0.013
	物理质量	- 3.028 ***	84.153	- 0.2979	0.0984	0.003
诊所（卫生所、医务室）	技术质量	- 0.419	29.964	- 0.0768	0.1834	0.678
	物理质量	- 0.894	30.659	- 0.1368	0.1529	0.378

＊＊＊$p < 0.001$，＊＊$p < 0.01$。

其次，采用单变量方差分析（one-way ANOVA），分别对不同类型、级别和性质的医疗机构在因子得分方面的差别进一步分析，研究医疗机构的属性对各因子得分的影响。以医疗机构级别和医疗机构类型为自变量，以两个因子得分为因变量进行方差分析，分析结果如表3-19所示，显著性因子如表3-20所示。可见，技术质量和物理质量在不同级别和类型的医疗机构中因子得分呈显著差异，物理质量的差异性更大。

表3-19　因子分析的方差分析结果

	技术质量	物理质量
	F 值	F 值
医疗机构级别	14.624***	47.410***
医疗机构类型	1.807*	36.733***

*** $p < 0.001$，* $p < 0.1$。

表3-20　因子得分显著差异的因子

	自变量	F 值
技术质量	医疗机构级别	14.624***
	医疗机构类型	1.807*
物理质量	医疗机构级别	47.410***
	医疗机构类型	36.733***

*** $p < 0.001$，* $p < 0.10$。

最后，对不同类型医疗机构的技术质量和物理质量因子得分均值进行分析。从医疗机构类型来看，技术质量因子得分方面，医院最高，其次为社区卫生服务中心（站），诊所（卫生所、医务室）最低。物理质量因子得分方面，诊所（卫生所、医务室）得分最高，其次为社区卫生服务中心（站），医院最低（见图

3-5）。从医疗机构级别来看，技术质量因子得分方面，省级及以上医疗机构得分最高，其次为市级，再次为区级，其他最低。物理质量因子得分方面，其他最高，其次为区级、市级，省级及以上最低（见图3-6）。可见，医疗机构规模越大、级别越高，技术质量越高；医疗机构规模越小、级别越低，物理质量越好。

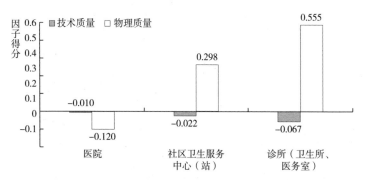

图3-5　不同类型医疗机构因子分数均值比较

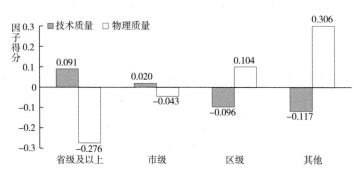

图3-6　不同级别医疗机构因子得分均值比较

第四节　服务成本评价

服务成本是衡量医疗服务绩效的另一项指标。针对最近一次就诊，问卷中设计了关于医疗花费的相关问题，包括此次医疗花费和报销金额。医疗花费表示该项医疗服务的货币价值，报销金额则代表居民享受的社会保障程度。为了对比居民赴国有和私营医疗机构就诊的医疗成本，这里用两项指标进行分析：一是医疗花费，由于医疗成本的量纲差异较大，因此分析中取以 e 为底的对数，即 ln（cost）；二是报销比例，即报销金额/医疗花费。两类成本指标的基本描述如表 3 – 21 所示。

表 3 – 21　服务成本的描述

	最小值	最大值	均值	标准差	样本量
医疗花费	0.69	12.04	6.0192	1.6115	3410
报销比例	0.00	1.00	0.2824	0.3836	3149

注：原始调查数据中有人在报销比例这一选择项上没做选择，因此，表中样本数为 3149，并非 3410。下文亦存在类似情况，不再赘述。

采用独立样本 T 检验对服务成本的 2 项指标进行对比。如表 3 – 22 所示，在医疗花费指标上，国有医疗机构和私营医疗机构呈显著性差异，t 值为 17.160，赴国有医疗机构就医的花费更高。在报销比例指标上，国有医疗机构和私营医疗机构也呈显著性差异，t 值为 15.764，表明国有医疗机构的报销比例要高于私营医疗机构。总体上，赴国有医疗机构就诊的成本更高，相应的报销比例也更高。这与 Sloan 等人（2001）对医院产权、服务成本和质量之间关系的研究结论不同，他们发现患者在营利性医院较其他医院的花费更高。但此处并未区分住院样本和门诊样本，如前文所述，住院样本主要分布于国有医疗机构且医疗花费更高，因此，国有医疗机构整体医疗成本高可能是住院样本导致的。

对前文所述门诊样本中赴不同产权性质的医院、社区卫生服务中心（站）、诊所（卫生所、医务室）就诊的医疗成本进行对比性检验，采用医疗花费的原始数值，不再使用对数形式。分析

表 3 - 22 独立样本 T 检验显著性差异指标（国有 vs 私营）

	t 值	自由度	平均差	标准误	显著性（双侧）
医疗花费	17.160***	618.302	1.22613	0.07145	0.000
报销比例	15.764***	686.339	0.23273	0.01476	0.000

*** $p < 0.001$。

结果如表 3 - 23、表 3 - 24 所示。从均值来看，除诊所外，其他两类医疗机构中私营医疗机构花费更高一些，但独立样本检验显著性差异指标没有反映出这种差距。所以在三类医疗机构就诊的门诊样本中，赴不同性质医疗机构就诊支付的医疗花费没有显著性差异。这与国有和私营医疗机构总样本的分析结论不同，因此可以推测出总样本中赴国有和私营医疗机构就诊样本医疗花费呈显著性差异的原因在于住院患者的花费抬高了公立医疗机构的均值。这也与之前的推测相吻合，同时证明我们基于门诊样本的对比分析是可信的。

表 3 - 23 医疗花费的描述（门诊样本）

	产权性质	数量	均值（元）	标准差	均值的标准误
医 院	国有	1823	467.3	760.4	17.8
	私营	78	527.8	921.6	104.4
社区卫生服务中心（站）	国有	324	235.7	331.1	18.4
	私营	59	389.9	1265.0	164.7
诊所（卫生所、医务室）	国有	26	353.9	671	131.5
	私营	223	152.2	241.7	16.2

表 3 - 24 独立样本检验显著性差异指标（国有 vs 私营，门诊样本）

	t 值	自由度	平均差	标准误	显著性（双侧）
医 院	-0.572	81.548	-60.5	105.8	0.569

	t 值	自由度	平均差	标准误	显著性（双侧）
社区卫生服务中心（站）	-0.931	59.454	-154.2	165.7	0.356
诊所（卫生所、医务室）	1.521	25.761	201.7	132.6	0.140

$***p<0.001$，$**p<0.01$，$*p<0.1$。

报销比例是服务成本的另一项测度指标。并不是所有的就诊样本都进行了医疗费用报销，如表 3 - 25 所示，赴国有医院就诊的样本有 33% 进行了报销，赴私营医院就诊的样本有 12.8% 进行了报销。在社区卫生服务中心（站），赴国有和私营机构就诊报销的样本占全部样本量的 38.3% 和 20.3%。在诊所，赴国有机构就诊的样本有 26.9% 进行了报销，明显高于赴私营机构样本的 1.3%。总体来看，赴国有医疗机构就诊的样本报销比例普遍高于赴私营医疗机构就诊的样本。但即便如此，能够进行报销的样本比例并不高，说明 2006 年以前，我国医疗保险的覆盖面和覆盖比例并不理想。

表 3 - 25　赴三类医疗机构就诊样本报销与否的描述（门诊样本）

机构类别	产权	报销了吗？		合计
		是	否	
医 院	国有	602（33%）	1221（67%）	1823（100.0%）
	私营	10（12.8%）	68（87.2%）	78（100.0%）
社区卫生服务中心（站）	国有	124（38.3%）	200（61.7%）	324（100.0%）
	私营	12（20.3%）	47（79.7%）	59（100.0%）
诊所（卫生所、医务室）	国有	7（26.9%）	19（73.1%）	26（100.0%）
	私营	3（1.3%）	220（98.7%）	223（100.0%）

从报销比例来看，赴医院、社区卫生服务中心（站）、诊所（卫生所、医务室）这三类国有医疗机构就诊的报销比例分别为27.64%、33.79%和24.85%，赴私营医疗机构就诊的报销比例分别为10.61%、19.80%和1.45%（见表3－26）。从独立样本T检验的结果来看，三类医疗机构中，赴不同产权性质医疗机构就诊的样本报销比例呈显著性差异，t 值分别为4.935、2.388、2.762（见表3－27），表明那些去国有医疗机构就诊的样本享有更好的医疗保障。当然，也可能是样本享有医疗保障，而只有去公立医疗机构才能享受报销政策，所以样本才选择赴公立医疗机构就诊。由此，引申出了就诊偏好的讨论。

表3－26 报销比例的描述（门诊样本）

	产权	数量	均值	标准差	均值的标准误
医院	国有	1672	0.2764	0.3966	0.0097
	私营	73	0.1061	0.2831	0.0331
社区卫生服务中心（站）	国有	300	0.3379	0.4214	0.0243
	私营	50	0.1980	0.3767	0.0533
诊所（卫生所、医务室）	国有	24	0.2485	0.4130	0.0843
	私营	196	0.0145	0.1173	0.0084

表3－27 独立样本T检验显著差异指标（国有 vs 私营，门诊样本）

	t 值	自由度	平均差	标准误	显著性（双侧）
医院	4.935***	84.839	0.170	0.035	0.000
社区卫生服务中心（站）	2.388**	71.059	0.1340	0.0586	0.020
诊所（卫生所、医务室）	2.762**	23.456	0.2340	0.0847	0.011

***$p < 0.001$，**$p < 0.01$。

总之，从医疗服务的成本来看，从表 3 - 23 可见，虽然在医疗花费上三类医疗机构在不同的产权属性上并未表现出显著性差异，但从样本均值来看，门诊样本的平均医疗费用在私营诊所最低（152.2 元），在私营医院最高（527.8 元）。那些不享有医疗保障的样本更倾向于选择成本较低或服务较好的私营医疗机构，私人诊所的费用更低，私营医院的医疗服务，尤其是态度和环境更好。而在第三节服务质量评价中，随着医疗机构级别的降低和规模的下降，相应的物理质量表现更好，但技术质量逐渐走低。然而这里对比的是门诊样本，一般认为去门诊就医的样本病情并不严重，因此相应地赴各类医疗机构就诊时享受的技术质量服务差别不大。因此也逐渐能够区分出样本就诊的选择性偏好。不同医疗机构提供的医疗服务各有特色，医疗花费和医疗质量也各不相同，样本往往根据自身条件选择合适的医疗机构就诊。

第五节　满意度评价

满意度是本章测量医疗服务绩效的第三项指标。问卷针对门诊医疗服务过程、治疗效果和花费的性价比三个方面进行了满意度测量，仍然采用1—5级李克特量表，样本描述见表3 - 28。采用独立样本 T 检验对满意度指标在国有和私营医疗机构之间进行比较，分析单元仍然以三类医疗机构为主。如表3 - 29 所示，仅在赴诊所就诊的花费性价比指标上存在国有和私营的微弱差异，整体来看，在三项满意度指标方面，国有和私营医疗机构并没有表现出显著性差异。

表 3 - 28　满意度的描述统计（门诊样本）

		产权	数量	均值	标准差	均值的标准误
医院	对医疗服务过程的满意度	国有	1823	3.35	0.882	0.021
		私营	78	3.33	0.816	0.092
	对治疗效果的满意度	国有	1823	3.46	0.894	0.021
		私营	78	3.31	0.811	0.092
	对花费性价比的满意度	国有	1823	3.10	1.091	0.026
		私营	78	2.94	1.073	0.122
社区卫生服务中心（站）	对医疗服务过程的满意度	国有	324	3.45	0.755	0.042
		私营	59	3.56	0.749	0.098
	对治疗效果的满意度	国有	324	3.46	0.799	0.044
		私营	59	3.44	0.896	0.117
	对花费性价比的满意度	国有	324	3.23	1.037	0.058
		私营	59	3.12	1.131	0.147
诊所（卫生所、医务室）	对医疗服务过程的满意度	国有	26	3.62	0.804	0.158
		私营	223	3.57	0.846	0.057
	对治疗效果的满意度	国有	26	3.65	0.846	0.166
		私营	223	3.53	0.879	0.059
	对花费性价比的满意度	国有	26	3.81	0.801	0.157
		私营	223	3.45	1.047	0.070

表 3 - 29　独立样本 T 检验显著差异指标（国有 vs 私营）

		t 值	自由度	均差	标准误	显著性（双侧）
医院	对医疗服务过程的满意度	0.176	84.868	0.017	0.095	0.861
	对治疗效果的满意度	1.614	85.202	0.152	0.094	0.110
	对花费性价比的满意度	1.342	83.951	0.167	0.124	0.183

续表

		t 值	自由度	均差	标准误	显著性（双侧）
社区卫生服务中心（站）	对医疗服务过程的满意度	-0.995	80.973	-0.106	0.106	0.323
	对治疗效果的满意度	0.129	75.754	0.016	0.125	0.898
	对花费性价比的满意度	0.694	76.786	0.110	0.158	0.490
诊所（卫生所、医务室）	对医疗服务过程的满意度	0.301	31.811	0.050	0.168	0.766
	对治疗效果的满意度	0.683	31.635	0.120	0.176	0.500
	对花费性价比的满意度	2.089**	35.784	0.359	0.172	0.044

$**p < 0.01$。

为了统计结果的稳健性（robust），本研究利用住院样本进行辅助性验证。如表3-30和表3-31所示：住院样本中，赴国有医疗机构就诊的数量为692，赴私营医疗机构就诊的数量为23。从均值表现上看，样本对国有医疗机构"治疗效果的满意度"最高，均值为3.51；对私营医疗机构"花费性价比的满意度"最低，均值为2.74。相对于私营医疗机构，国有医疗机构仅在"对医疗服务过程的满意度"上表现较好，t 值为2.642。但在治疗的关键性指标"治疗效果"和"花费性价比"上，国有医疗机构和私营医疗机构没有表现出显著性差异。原因可能是被访者对医疗机构有刻板印象。

表 3 - 30 满意度的样本描述 （住院样本）

	产权	数量	均值	标准差	标准误
对医疗服务过程的满意度	国有	692	3.39	0.998	0.038
	私营	23	2.78	1.085	0.226
对治疗效果的满意度	国有	692	3.51	1.000	0.038
	私营	23	3.17	0.937	0.195
对花费性价比的满意度	国有	692	3.00	1.181	0.045
	私营	23	2.74	1.322	0.276

表 3 - 31 独立样本检验显著性差异指标 （国有 vs 私营，住院样本）

	t 值	自由度	平均差	标准误	显著性 （双侧）
对医疗服务过程的满意度	2.642***	23.254	0.606	0.229	0.015
对治疗效果的满意度	1.690	23.697	0.336	0.199	0.104
对花费性价比的满意度	0.919	23.182	0.257	0.279	0.368

$***p < 0.001$。

为了更加清晰地讨论刻板印象和"对花费性价比的满意度"的关系，下面利用问卷中"为什么去这家"指标进行分析。分析结果如表 3 - 32 所示。结果表明，患者选择医疗机构就诊时，首先考虑的是交通因素，接下来是价格、对症、设施环境、报销比例、服务态度、医术水平、有熟人。交通因素占到 50% 以上，价格因素占到 16% 以上，但医术水平和服务态度仅占 1.9% 和 3.5% 左右。进一步延伸讨论，当患者选择一家医疗机构时，其对该医疗机构的治疗质量和治疗效果本身是认可的，否则他不会去该机构就诊，因此在治疗效果方面国有和私营医疗机构都得到了 3 分以上的评价。交通因素即就近就医是最主要的考量，医疗服务价格是第二重要的考虑，在选择医疗机构的原因中占据非常重要的地位，说明患者对价格非常敏感，"对花费性价比的满意度"（国有医疗机构均值为 3.00，私营医疗机构均值为 2.74）整体偏低说明患者认为"看病贵"，因此对该项指标打分较低。

表 3 - 32　选择医疗机构的原因

	频率	百分比（％）	累计百分比（％）
位置方便	1334	53.2	53.2
价格便宜	406	16.2	69.4
专科医院	261	10.4	79.8
医疗条件好	202	8.1	87.8
定点医疗机构	132	5.3	93.1
服务态度好	89	3.5	96.7
医术高	48	1.9	98.6
有熟人	36	1.4	100.0
合　　计	2508	100.0	

　　下面，进一步讨论"对医疗服务过程的满意度"。关于看病经历中最不满意的地方，患者给出了不同的回答，如图 3 - 7 和表 3 - 33 所示。在赴国有医疗机构就诊的样本中，住院样本抱怨最多的是"乱收费"；在门诊样本中，"拥挤"是抱怨最多的因素。在赴私营医疗机构就诊的样本中，住院样本抱怨最多的仍然是"乱收费"，门诊样本中抱怨最多的也是"乱收费"。可见，私营医疗机构给患者的刻板印象就是"乱收费"。因此，在"服务过程"和"性价比"两个满意度方面，私营医疗机构得分较低。

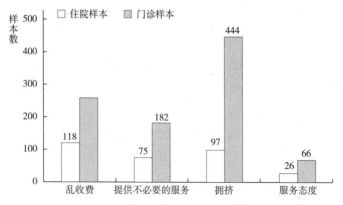

图 3 – 7 赴国有医疗机构就诊患者的不满意度选项

表 3 – 33 赴私营医疗机构就诊患者的不满意度选项

	乱收费	提供不必要的服务	拥挤	服务态度差
住院样本	9	1	4	1
门诊样本	47	20	19	14

第六节 产权对绩效影响的实证分析

本节讨论满意度的机制问题，重点分析产权在满意度中发挥的调节作用。

一 变量选择和模型构建

本节将满意度作为因变量。首先，对满意度的三项指标进行信度检验，Cronbach's α 的值为 0.759，通过信度检验。因此可对满意度的三项测量平均化处理，用三项满意度的平均值作为因变量，形成新的因变量：总满意度（Satisfaction）。总满意度用以衡量居民在最近一次就诊经历中对治疗过程、效果和花费性价比的总体满意程度。

将服务质量（Quality）作为自变量。本章第三节通过因子分析将服务质量分为技术质量和物理质量，对最近一次诊疗效果和诊疗环境进行测量。根据 ACSI 模型，服务质量对满意度形成具有正向的作用，服务质量越好，满意度越高。

将服务成本、医疗机构特征和个人特征作为控制变量。首先，将医疗花费（Cost）和报销比例作为控制变量，由于在总样本中同时存在住院患者和门诊患者，医疗花费的差异很大，于是将医疗花费作为控制变量。此外，由于医疗花费从几元到几万元不等，统计量纲上存在较大偏差会严重影响统计结果，于是将成本取对数，用 ln（cost）测量医疗花费。报销比例能够反映居民接受医疗社会保障覆盖的情况。其次，将就诊类型（住院 vs 门诊）、医疗机构级别、个人特征（包括年龄、性别、受教育程度、收入水平）作为控制变量。

产权（Ownership）是分析中的重要调节变量，在回归模型中占据重要地位。因此，为了检验产权的调节作用，分别设定两个模型。

构建计量分析模型如下：

模型 1：

$$Satisfaction = \beta_0 + \beta_1 Quality + \beta_2 Cost + \beta_3 Ownership$$

模型 2：

$$Satisfaction = \beta_0 + \beta_1 Quality + \beta_2 Cost + + \beta_3 Ownership + \beta_4 Quality * Ownership + \beta_5 Cost * Ownership$$

二 统计结果与研究结论

由于因变量、自变量和控制变量中同时存在分类变量和连续变量，为了测量产权与其他变量的交互作用，这里使用广义线性模型（GLS）进行回归分析。用 Technical Quality（TQ）和 Physical Quality（PQ）代表技术质量和物理质量，以 ln（cost）（医疗花费）和 Reimburse Rate（报销比例）作为医疗成本测量指标，用 Ownership 表示产权，用 Outpatient 和 Inpatient 区分门诊和住院患者，Age、Female（male）、Education、ln（income）分别代表患者年龄、性别、受教育程度和收入水平。结果如表 3 - 34 所示。前三列分别为总样本、国有医疗机构和私营医疗机构的统计结果，后一列加入了产权的交互作用影响。因为分产权性质的交互作用中，国有医疗机构和私营医疗机构并不存在产权作用的交互结果，结果与未加入交互作用一致，所以可忽略。

表 3 - 34 满意度与影响因素的广义线性回归结果（GLS）

变量	总体模型	国有医疗机构	私营医疗机构	总体模型
因变量	满意度	满意度	满意度	满意度
方法	GLS	GLS	GLS	GLS
技术质量（TQ）	0.479	0.483	0.417	0.420
	(0.02)***	(0.02)***	(0.07)***	(0.07)***
物理质量（PQ）	0.089	0.085	0.123	0.127
	(0.02)***	(0.02)***	(0.08)	(0.07)
医疗花费	-0.084	-0.070	-0.165	-0.162
	(0.01)***	(0.01)***	(0.03)***	(0.03)***
报销比例	0.056	0.041	0.376	0.297
	(0.04)	(0.04)	(0.18)*	(0.16)

续表

变量	总体模型	国有医疗机构	私营医疗机构	总体模型
产权	0.036 (0.05)	—	—	-0.384 (0.18)*
产权*技术质量	—	—	—	0.063 (0.07)
产权*物理质量	—	—	—	-0.042 (0.08)
产权*医疗花费	—	—	—	0.090 (0.03)**
产权*报销比例	—	—	—	-0.251 (0.16)
就诊类型 （门诊 vs 住院）	0.168 (0.05)***	0.140 (0.05)**	0.106 (0.19)	0.138 (0.05)**
医疗机构级别	0.034 (0.46)	-0.602 (0.65)	0.715 (0.66)	0.044 (0.46)
年龄	0.001 (0.00)	0.001 (0.00)	0.000 (0.00)	0.001 (0.00)
性别	-0.039 (0.03)	-0.043 (0.03)	0.017 (0.08)	-0.039 (0.03)
教育程度	-0.243 (0.66)	-0.212 (0.66)	-0.192 (0.56)	-0.235 (0.66)
收入水平	0.034 (0.02)	0.038 (0.02)	-0.038 (0.06)	0.033 (0.02)
常量	3.878 (0.67)***	3.814 (0.67)***	4.404 (0.63)***	4.218 (0.69)***
观测值	2606	2303	303	2606

***$p < 0.001$，**$p < 0.01$，*$p < 0.05$。

结果表明，从总模型来看，技术质量、物理质量、医疗花费、就诊类型对满意度的影响显著，标准化系数分别为 0.479（$p < 0.001$）、0.089（$p < 0.001$）、-0.084（$p < 0.001$）、0.168（$p < 0.001$），表明医疗服务质量、医疗花费和就诊类型对满意度的影响显著。从国有医疗机构的分析结果来看，回归结果与总模型结果保持一致，技术质量、物理质量、医疗花费、就诊类型对满意度的影响显著，标准化系数分别为 0.483（$p < 0.001$）、0.085（$p < 0.001$）、-0.070（$p < 0.001$）、0.140（$p < 0.01$）。从私营医疗机构的回归结果来看，技术质量、医疗花费、报销比例对满意度的影响显著，标准化系数分别为 0.417（$p < 0.001$）、-0.165（$p < 0.001$）、0.376（$p < 0.05$）。加入产权和服务质量与服务成本的交互作用以后，技术质量、医疗花费、产权、产权＊医疗花费的交互项、就诊类型对满意度的影响显著，标准化系数分别为 0.420（$p < 0.001$）、-0.162（$p < 0.001$）、-0.384（$p < 0.05$）、0.090（$p < 0.01$）、0.138（$p < 0.01$），表明产权并不直接对满意度产生显著影响，而是通过交互作用发挥调节作用。

通过以上分析可以发现，满意度受服务的技术质量、服务成本、就诊类型的影响显著。与赴国有医疗机构相比，赴私营医疗就诊的样本满意度的形成与物理质量和就诊类型不相关，这与前文的分析相呼应，私营医疗机构拥有更高的物理质量，且多为门诊样本。产权并不对满意度的形成起直接作用，但产权通过作用于医疗花费进而对满意度的形成起调节作用。医疗机构级别（省级及以上、市级、区级、其他）和个人特征（年龄、性别、受教育程度、收入）对满意度不具有显著影响。

本章小结

本章在微观层面对医疗服务产权性质与服务绩效的关系进行定量分析。根据美国顾客满意度指数（ACSI）模型并结合"中国城市公共服务与治理研究"调查问卷的医疗卫生部分数据，提取衡量医疗服务绩效的关键指标：服务质量、服务成本和服务满意度。构建产权与服务绩效指标间的理论分析框架，通过基本统计分析和实证分析回答了以下三个问题：第一，什么人在什么情况下选择什么产权的医疗机构就诊？研究发现，住院样本倾向于选择国有、高级别的医疗机构；门诊样本在国有和私营医疗机构中都有分布，以国有医疗机构为主。在赴私营医疗机构就诊的样本中，以诊所（卫生所、医务室）为主。第二，医疗服务绩效指标是否在不同产权的医疗机构间存在差异？研究发现，确实存在差异。根据样本分布，本研究确定了门诊样本在医院、社区卫生服务中心（站）和诊所（卫生所、医务室）三种医疗机构的公私对比分析层次。在这三种医疗机构中，国有和私营医疗机构在服务的技术质量、物理质量、医疗花费、报销比例等绩效指标上呈显著性差异。第三，产权是否影响满意度？机制是什么？本章以满意度为因变量，构建多元回归模型探讨产权发生作用的机制。研究发现，产权并不对满意度产生直接影响，而是通过与服务成本的交互作用对满意度产生影响。

第四章　医疗服务供给结构与服务绩效研究：
宏观层面

本章旨在从宏观层面研究多元化供给改革是否带来医疗效率提升的问题，即结构与绩效的关系。医疗服务市场化改革在学界充满争议，"十二五"时期以来，医疗服务领域引入社会力量的效果如何，需要在宏观层面上进行实证分析。本章搜集了全国除港、澳、台外 31 个省（自治区、直辖市）2010—2016 年民营和国有医院的相关指标构成面板数据，利用 DEA 数据包络分析方法（Data Envelopment Analysis）计算服务生产效率和 Malmquist 指数（产出主导、规模效率可变的 BCC 模型）来衡量服务绩效，然后分别利用 Tobit 回归模型和面板固定效应模型对供给结构与绩效的关系进行实证研究。

第一节　医疗服务绩效

在公共行政视域下，公共服务的多元化意味着供给模式的变化。即便是公立医院，也有多种组织模式变革和治理模式的路径（顾昕，2017）。围绕医疗服务供方组织模式（公立或民办、非营利性或营利性）和医疗服务投入模式（即主要支付方式应该是社会医疗保险、商业医疗保险、政府财政拨款或补贴以及个人自付）的讨论一直处于学术前沿（顾昕，2017；詹国彬，2009）。在医疗服务领域，关于供给模式与服务绩效的研究不多，多数研究集中在医院产权与服务绩效的对比方面。

本章拟从宏观层面对医疗服务供给结构与服务绩效进行讨论。已有的基于省级面板数据的计量分析发现，在控制了质量指标的情况下，民营医院的兴起尤其是非营利性医院的成长的确在省域具有一定的降低医疗费用之效（王箐、魏建，2012；王文娟、曹向阳，2016），对此问题，宁晶、顾昕（2018）给出系统性的总结并基于更新后的数据给出稳健性更强的计量分析。本章拟基于省域层面，从服务供给的视角进行研究。

从服务绩效的计算方法和技术上，本章选择 DEA 方法计算生产效率和 Malmquist 指数，作为衡量医院服务生产效率和生产效率改进的测量指标。首先，在衡量绩效时，DEA 模型具有很高的利用率。作为一种非参数评估方法可用于测评一组具有多种投入和多种产出的决策单元，利用线性规划构建有效率的凸性生产前沿边界，通过与此前沿相比较识别效率的高低。其次，本章利用的是全国除港、澳、台外 31 个省（自治区、直辖市）2010—2016 年的统计数据，因此选择能够用于面板数据分析的 Malmquist 指数技术，通过不同时期的投入产出向量测算投入产出间内在的动态关联关系，将时间序列上的信息考虑在内，并对不同年份的效率、水平进行分析对比。

第二节　分析框架

本章核心问题是：我国医疗服务供给结构的变化是否带来服务生产效率的提升。围绕该问题，笔者构建如下分析框架（见图

4－1）。

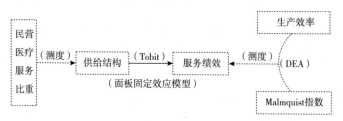

图 4－1　本章分析框架

在供给结构测度上，本章采用民营医院服务比重来测度供给结构。在医院数量上，利用各地医院总数、各级医院中民营医院所占比例测度供给结构，比例越高，表示民营医疗服务比重越大。在床位数量上，利用床位总数中民营医院床位数所占比重测度供给结构。本书搜集了 2010—2016 年的医院数量和 2011—2014 年的床位数量。两类数据互相印证，增加了结果的可靠性。

在服务绩效测度方面，关于医疗服务供给效率的评价方式，学界广泛地应用 DEA 方法，将区域视为医疗要素投入—产出的空间单位（李向前等，2014），利用医院服务生产效率来衡量医疗服务供给能力，即作为供给主体的医院将医疗卫生资源投入转化为服务供给的相对效率。据此思路，本章以省级为空间单位，利用数据包络分析方法（DEA），选择医疗投入、产出要素，通过测算服务的生产效率和 Malmquist 指数来测度服务绩效变化。DEA 能够测度生产效率值，Malmquist 指数能够分析出不同时期的效率变化，反映投入产出间内在的动态关联（方毅、林秀梅，2012）。

在供给结构和服务绩效的关系研究方面，本章采用两种回归方法。一方面，当 DEA 效率得分为因变量时，采用 Tobit 回归分析方法。一般认为，DEA 效率值在分布上是归并（或称截断）的，以 0 和 1 为界，使用一般线性回归方法会导致估计系数有偏，而 Tobit 回归模型能有效避免这个问题，因此在第二阶段影响因素分析中得到普遍应用（张宁等，2006；韩华为、苗艳青，2010；肖海翔等，2014）。另一方面，当 Malmquist 指数作为因变量时，它的域值分布较宽（可以小于 1 也可以大于 1，甚至可以大于 2），无法确定其总体分布数据在哪个点截断，所以，不能使用 Tobit 回归模型，而采用面板固定效应模型。

综上，为了回答快速增长的民营医院数量是否实现了改革目标——提高医疗服务供给能力，本章以供给结构与服务绩效的关系为核心问题，构建 2010—2016 年全国除港、澳、台外 31 个省（自治区、直辖市）的面板数据，利用数据包络分析法，测算医疗服务供给的生产效率和 Malmquist 指数，并在此基础上研究供给结构变化给服务绩效带来的影响。

第三节　模型和数据

一　变量选择

一般来说，构建计量模型可以通过两种方式，一种是理论推导式，另一种是经验分析型。由于本章属于探索性研究，难以采纳精确的理论推导模型，因此采用大部分研究的通行做法，利用经验分析方法构建计量模型，在理论分析框架的指导下，对因变量、研究变量以及控制变量做进一步的测度。

在第一阶段，利用数据包络分析方法（DEA）测算医院生产效率和 Malmquist 指数，测度医院的服务效率，并作为因变量。

参考已有研究，选择床位数、执业（助理）医师数、护士数和其他卫生技术人员数作为投入指标，以门诊诊疗人次、住院病人手术人次以及总住院日作为产出指标（见表4-1）。

表4-1 医疗服务生产效率测量的投入—产出指标选择

	投入变量	产出变量
医院服务效率	床位数 执业（助理）医师数 护士数 其他卫生技术人员数	门诊诊疗人次 住院病人手术人次 住院病人平均住院日 * 出院人数

资料来源：Chang et al. （2004）。

研究变量为民营医疗服务比重。分别用民营医院数量与医院总数量占比、民营医院床位数与医院床位总数占比来测度。前者能够反映二者在供给结构中的数量差异，具体又可分为总结构、三级医院结构、二级医院结构、一级医院结构四个子项，分别表示在该级医院中民营医院的占比；后者能够反映二者在规模上的差异，作为医院规模重要指标的床位数，用来测量民营医疗服务比重更为精准。通过医院数量占比和床位数量占比分别测算供给结构，使研究结论互相印证，结果更加稳健。

控制变量的选择方面，参考已有文献研究，人均GDP、政府财政支出规模、人口密度和城市化率等指标对公共服务供给绩效都可能产生影响（张宁等，2006）。本章根据研究问题，将这些要素作为控制变量，进一步分析各种经济、社会及政策因素对效率的影响（韩华为、苗艳青，2010）。为了消除异方差性，对人均GDP进行取对数处理。在针对Malmquist指数的实证分析中，控制变量采用相邻两年数据比值的方式，即用上一年/下一年的变动率作为控制变量。因变量、研究变量及控制变量的指标见表 4-2。

表 4-2 指标及其含义

	指标	英文缩写
因变量	医院生产效率（生产效率/Malmquist Index）	*HE/MI*
研究变量	民营医疗服务比重（床位数）	*BS*
	民营医疗服务比重（医院数）	*HS*
	三级医疗比重（三级民营医院数/三级医院总数）	*TS*
	二级医疗比重（二级民营医院数/二级医院总数）	*SS*
	一级医疗比重（一级民营医院数/一级医院总数）	*FS*
控制变量	人均 GDP（取对数）	*LGP*
	卫生支出中政府支出所占的比重	*GE*
	人口密度	*DP*
	城市化率	*CR*

在第二阶段，回归分析思路分两种：一类是研究静态的结构与服务生产效率的关系，研究当年的民营医疗服务比重与生产效率的关系；另一类是研究动态的民营医疗服务比重与变动效率的关系。动态结构由下一年和上一年数据之比所得，动态结构与Malmquist 指数做面板固定效应模型分析。两种分析思路的结果能够相互印证，使结论更加可靠。

二 构建模型

根据上述变量选择，构建计量模型如下，在模型 1 中对控制变量与因变量做回归分析；在模型 2 和模型 3 中，分别加入用床位数和医院数量测算的民营医疗服务比重；在模型 4、模型 5、模型 6 中，分别加入三个层级民营医院的比重数据。在模型 7 中，同时加入三个层级民营医院的比重数据。通过计量模型 1—7，能够较为清晰地分析出民营医疗服务比重对医疗服务生产效率的影响。

模型 1：$HE（MI）= \beta_0 + \beta_1 LGP + \beta_2 GE + \beta_3 DP + \beta_4 CR$

模型 2：$HE（MI）= \beta_0 + \beta_1 LGP + \beta_2 GE + \beta_3 DP + \beta_4 CR + \beta_5 BS$

模型 3：$HE（MI）= \beta_0 + \beta_1 LGP + \beta_2 GE + \beta_3 DP + \beta_4 CR + \beta_5 HS$

模型 4：$HE（MI）= \beta_0 + \beta_1 LGP + \beta_2 GE + \beta_3 DP + \beta_4 CR + \beta_5 TS$

模型 5：$HE（MI）= \beta_0 + \beta_1 LGP + \beta_2 GE + \beta_3 DP + \beta_4 CR + \beta_5 SS$

模型 6：$HE（MI）= \beta_0 + \beta_1 LGP + \beta_2 GE + \beta_3 DP + \beta_4 CR + \beta_5 FS$

模型 7：$HE（MI）= \beta_0 + \beta_1 LGP + \beta_2 GE + \beta_3 DP + \beta_4 CR + \beta_5 TS + \beta_6 SS + \beta_7 FS$

三 数据来源

以区域医疗为研究层次，构建全国除港、澳、台外 31 个省

（自治区、直辖市）2010—2016 年面板数据。数据来源包括《中国卫生统计年鉴》（2010—2017）、《中国统计年鉴》（2010—2017）和《中国民营医院发展报告》（2011—2016）。

第四节　描述性统计与实证结果

一　描述性统计

2010—2016 年民营医疗服务比重快速增长，如图 4－2 所示，民营医院数量和床位数最大值、最小值和均值都有不同程度的增长。这表明"十二五"以来鼓励民营资本进入医疗服务领域的政策发挥了作用，民营医院在数量和床位数方面呈现快速上升的趋势。但不容忽视的问题是，民营医疗服务的床位数占比要远低于公立医院，说明我国民营医院的规模还不能与公立医院匹敌，民营医院内部结构也与此发现相互印证。如图 4－3 所示，一级医院中民营医疗服务比重最高，二级医院次之，而在服务规模较大的三级医院中，民营医疗服务占比最低。

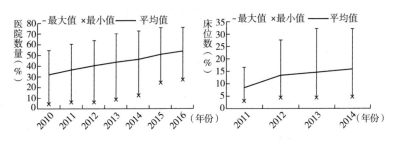

图 4－2　民营医疗服务比重变动趋势

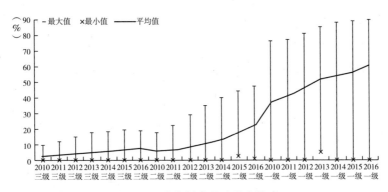

图 4 - 3 各级民营医院分布情况

医院生产效率在 2010—2016 年呈现稳中上升的趋势，生产效率提高较快的省份包括山西、海南、江西、湖南等地（见图 4 - 4）。从平均值来看，生产效率值较高的省份包括上海、四川、云南、西藏、湖北等地（见图 4 - 5）。从 Malmquist 指数的变动趋势来看，2011 年呈较大波动（见图 4 - 6），表明 2010—2011 年医院生产效率有了大幅提升，随后，2012—2016 年保持在相对稳定的状态。从 2011—2016 年平均值来看，山西、湖南、甘肃、

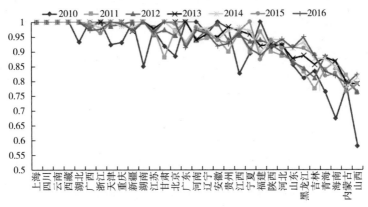

图 4 - 4 医院生产效率变动趋势（2010—2016）

湖北、辽宁等名列前茅，而广西、西藏、广东、福建、浙江居于
后位（见图4-7）。从服务效率的结果来看，未产生与中、东、
西部地区经济差异同步的生产效率差异，一个解释是东部地区进
行了过多的投入，如果保持投入比例和产出水平不变的话，可以
通过降低投入而达到高效率的运作状态（龚锋，2008）。

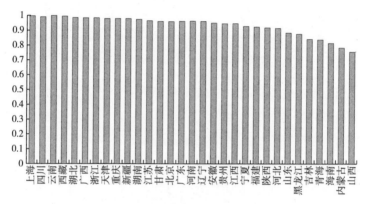

图4-5 生产效率的算数平均值（2010—2016）

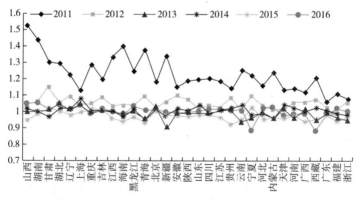

图4-6 Malmquist指数的变动趋势（2011—2016）

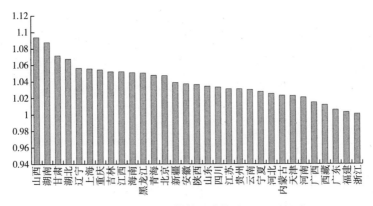

图 4 - 7 Malmquist 指数平均值（2011—2016）

二 实证结果

表 4 - 3 显示了民营医疗服务比重与医院生产效率的实证分析结果。针对 DEA 效率得分的截断数据特征，本书采用了 Tobit 回归模型。研究发现：人口密度对当年的医院生产效率有正向作用。模型 1 的结果表明人口密度与生产效率呈显著性关系。

民营医疗服务比重提高有助于改进医院生产效率。模型 2 中民营医疗服务比重（床位数）与医院生产效率呈正相关，模型 3 中民营医疗服务比重（医院数）与医院生产效率呈正相关。模型 2 和模型 3 相互印证，表明民营医疗服务比重的提升的确提高了医院服务生产效率。

进一步来看，模型 4、模型 5、模型 6 表明三级医院中民营医疗服务比重（医院数）与医疗服务生产效率呈正相关，二级医院的实证结果也是同样的结论。模型 7 中，当三级、二级和一级民营医疗服务比重同时加入，结果发现，一级民营医疗服务比重呈显著性正相关，三级、二级民营医疗服务比重不再显著。如

表 4 - 3　民营医疗服务比重与医院绝对效率的实证分析结果 (2010—2016)

医院生产效率	模型 1 生产效率	模型 2 生产效率	模型 3 生产效率	模型 4 生产效率	模型 5 生产效率	模型 6 生产效率	模型 7 生产效率
方法	Tobit RE	Tobit RE	Tobit RE	Tobit RE	Tobit RE	TobitRE	Tobit RE
常数项	0.943*** (0.269)	1.218*** (0.283)	1.017*** (0.263)	0.987*** (0.266)	1.183*** (0.285)	1.1879*** (0.258)	0.848** (0.274)
人均GDP（取对数）	0.013 (0.068)	-0.070 (0.071)	-0.014 (0.067)	-0.002 (0.068)	-0.047 (0.072)	-0.063 (0.068)	0.021 (0.069)
卫生支出中政府支出所占的比重	-0.0008 (0.0006)	0.032 (0.088)	-0.0006 (0.0006)	-0.0007 (0.0006)	-0.0009 (0.0006)	-0.0010** (0.000)	-0.0004 (0.0006)
人口密度	0.000*** (0.000)	0.000*** (0.000)	0.000*** (0.000)	0.000*** (0.000)	0.000*** (0.000)	0.000** (0.000)	0.000*** (0.000)
城市化率	-0.002 (0.001)	-0.0003 (0.001)	-0.002 (0.001)	-0.001 (0.001)	-0.001 (0.001)	-0.0003 (0.001)	-0.002* (0.001)
*民营医疗服务比重（床位数）		0.264** (0.089)					

续表

	模型 1	模型 2	模型 3	模型 4	模型 5	模型 6	模型 7
民营医疗服务比重（医院数）			0.122 ** （0.039）				
三级医院中民营医疗服务比重（医院数）				0.248 ** （0.115）		− 0.007 （0.135）	
二级医院中民营医疗服务比重（医院数）					0.165 ** （0.072）	− 0.099 （0.092）	
一级医院中民营医疗服务比重（医院数）						0.0814 *** （0.039）	0.151 *** （0.029）
观测值	178	134	178	178	178	178	178
对数似然值 Log likelihood	224.986	184.874	229.62747	227.270	227.604	227.383	240.750

注：（1）括号内为标准误；（2）*** $p < 0.01$，** $p < 0.05$，* $p < 0.10$。

上文所述，在民营医院内部结构中一级医院占比较高，所以模型7中该级民营医疗服务比重作用更为显著。

遗憾的是，民营医疗服务比重的变动与Malmquist指数间没有相关关系。无论是床位数变动还是医院数变动指标，均未呈现与改进效率的相关性。

第五节　结论与讨论

一　主要结论

通过上述实证分析，可得出如下主要结论："十二五"以来我国公共服务供给多元化改革在医疗服务领域取得了较好效果，民营医疗服务比重不断上升，提升了医院服务生产效率，尤其在一级医院层面。可以说，我国医疗服务领域的多元化改革提高了服务供给能力，具体体现在以下几个方面。

第一，人口密度高的地区医院效率高，说明医院建设在人口密度大的地区能够发挥最大效用。城市化率的提高有利于医院效率的提高，与人口密度的作用相互印证，提高了研究结论的稳健性。这与许多学者的研究结论一致（张宁等，2006），更大的人口密度可以使在有限财政预算约束下的卫生服务更便捷地被人们获得（Cochrane et al.，1978）。

第二，人均GDP对医院效率改进具有负面作用，卫生支出中政府支出所占的比重也与医院效率呈负相关，表明经济增长与政府投入没有带来医疗效率的相对提升。王文娟、曹向阳（2016）发现，现实中医疗服务的竞争属于非价格竞争，医疗服务提供主体具有实施诱导需求的动力和能力，而政府支出具有

"花别人的钱为别人办事"的性质，因此政府财政支出的效率并不高。

第三，民营医疗服务比重的提升有助于医院效率的改进。这在三级医院、二级医院、一级医院中均得到了验证，尤其是一级医院中民营医疗的分量更重，发挥的作用也更大。医院等级反映了办医规模。一级医院中民营医疗服务比重较高，一方面说明我国民营医院的发展还在起步中，另一方面也说明对民营医院的等级评审工作还有待加强。

二 讨论

我国医疗服务领域的市场化改革是以政府的政策为导向的具有规划性和前瞻性的结构设计，因此是一种有管理的市场化（顾昕，2017）。尽管医疗服务的市场化始终存在理论和实践上的争议，然而，实证研究发现，我国民营医疗服务比重的提升的确促进了医疗效率的提高和供给能力的增强。其可能存在以下作用机制。

第一，竞争效应。竞争带来效率的提升。在我国长期以公立医院供给医疗服务的模式下，民营医院必须表现出较高的生产效率，才能够占据一席之地。例如，王喆、丁姿（2018）的研究发现，民营医院借助管理等现代科学手段，实施成本控制，通过控制投入端，提升了整体医疗服务生产效率。

第二，鲇鱼效应。民营医院的进入营造了竞争氛围，公立医院的医疗服务生产效率被激活。民营医院借助管理结构单一、管理体制相对顺畅、决策效率高的优势，表现出较强的体制机制灵活性（薛晓林，2017）。随着这种现代管理理念向公立医院渗透，公立医院在综合改革中享有更大的自主权，建立现代医院管理制度成为中国特色基本医疗卫生制度的重要组成部分，进而提高了医疗服务生产效率。

第三，互补效应。虽然在规模上不能与公立医院匹敌，但我国民营医院的发展路径有着截然不同的模式。其面向市场，推出多层次专业服务，如眼科医院、妇产医院、牙科医院、肿瘤医院等，有效弥补了公立医院服务供给的不足，释放了市场需求（薛晓林，2017）。

但不可否认的是，政府基于发展健康产业以及推进新医改的考量，大力鼓励社会力量办医院，尤其是兴办民营医院，但是，"社会力量办医"政策本身缺乏方向感，换言之，政府对民营医疗服务的政策究竟倾向于何种类型的服务提供者，尚不明确。本研究显示，在一级医院中推进民营化更有效果。未来，建议加快我国公立医院的去行政化改革（顾昕，2017），以促进资源在公立医院和民营医院间的流动。同时，对民营小型医院的建设和运营在资金、土地、技术、人才等方面给予更多政策保障，使医疗服务的供给各方发挥积极作用。

本章小结

本章是在宏观层面上讨论医疗服务多元化改革是否带来了医疗服务绩效的提升这一问题，通过测算服务绩效和供给结构，并利用 Tobit 回归和面板固定效应模型对二者相关性进行实证研究。

首先，将医疗服务绩效划分为医院生产效率和 Malmquist 指数，并根据 Chang 等人（2004）的研究，分别选择了测量绩效的投入和产出指标。然后以省级为研究单元，构建了 2010—2016 年的面板数据，利用 MaxDEA Ultro 软件计算 DEA 效率得分以及 Malmquist 指数。

其次，分别利用民营医院数量与医院总数量占比、民营医院床位数与医院床位总数占比来测度供给结构。前者反映数量差异，后者反映办医规模。

最后，利用 Stata 软件对因变量、研究变量和控制变量做 Tobit 回归分析和面板固定效应模型分析。研究发现，"十二五"以来我国民营医疗服务比重不断上升，提升了医院服务生产效率，尤其是在一级医院层面。

第五章 医疗服务供给模式与服务绩效研究：
基于案例

本章讨论供给模式和医疗服务绩效的关系及作用机制问题，回答供给模式的改变是否带来绩效的提升、作用机制是怎样的等问题，在方法论上采取多案例探索性研究。本章分别就医疗服务和药事服务在医疗服务领域进行市场化改革最活跃的领域选择代表性案例，对公—公模式、公—私模式以及民营化模式在实际中的运作进行案例研究。在数据来源上，采用实地调研获得的一手数据，以及政府文件、报纸摘要、领导讲话、改革内参、公开发表的文献等二手数据。首先对每种模式下的两个案例进行组内分析；然后针对不同的供给模式进行组间比较，确保案例分析的科学性；再找出异同，进而分析绩效差异的产生机制，挖掘供给模式和医疗服务绩效间的关系及作用机制。

第一节 研究设计

一 分析框架

本章的核心问题是：供给模式的改变是否带来绩效的提升？作用机制是怎样的？第一，关于本书在第一章确定的产权及供给模式的关系，不同产权性质的组织通过合作的方式形成了不同的供给模式，以"公"为起点，通过与"公"和"私"的合作分别形成公—公模式和公—私模式。此外，还有部分"公"组织通过民营化实现了供给模式的转变。因此，本章的供给模式包括公—公、公—私和民营化三类模式。第二，关于服务绩效的测度，在医疗服务绩效的评价上，本章采用 Lentz（1957）在经典文章"Hospital Administration"中提出的三个维度——组织的社会角色、组织的经济角色以及组织的内部结构，即从社会效益、经济效益和内部管理水平三个方面评价医疗服务绩效。第三，关于作用机制的分析，这是探索性的多案例分析中尝试去挖掘的部分。不同产权性质的医疗机构在医疗服务供给中采取了不同的合作方式，因此产生了不同的服务供给模式，在不同的模式中主体间关系不断互动，与组织变革相关的组织目标、组织机构、绩效激励等是作用机制中需考虑的问题。本章延续第四章的分析结论，从多案例研究的视角挖掘供给模式通过何种机制对服务绩效发生作用。分析框架如图 5 - 1 所示。

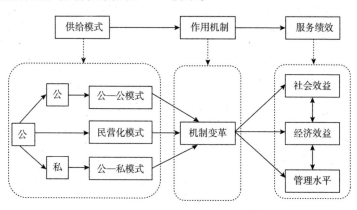

图 5 - 1　本章分析框架

二 案例选择标准

在案例的选择方面，代表性与研究问题的相关性是本章着重考虑的因素。

第一，基于分类穷尽性原则，本章拟选择三类模式进行组间案例比较。按照医疗服务供给模式从完全政府供给到完全由市场供给，本章选择公—公模式、公—私模式和私模式即民营化模式三类模式进行组间案例比较。这种案例的选择与本章的理论框架密切相关。

第二，按照组内异质性原则，本章拟对两类医疗服务领域的组织进行组内案例分析。当下，发生在我国医疗服务领域的供给模式改革主要有两类，一类是医院或医疗机构层面的组织改革，另一类是药房服务的社会化改革。前者包括成立医疗集团、公立医院的民营化改革、医院托管等，后者包括政府层面成立药事服务中心、药房托管、药房的社会化改革等。值得补充的是，药房服务是医疗服务链上的重要一环，尤其在我国医药分开政策背景下，药房服务的社会化改革具有典型的政策意义。

第三，考虑典型性和代表性原则，本章从当下多样性的实践领域中抽取有代表性的模式。这种代表性一方面是能够满足本章的研究需要，另一方面也是基于前人的研究。如第二点所述，按照组内异质性的原则，我们在医院层面和药房层面两类具体的医疗服务领域选择案例进行分析。基于第一点分类穷尽性原则，我们分别对公—公模式、公—私模式和民营化模式进行典型案例的选择。本章总共选择了六个案例进行分析。

第四，基于绩效评估的科学性原则，本章选择的案例发生时间为5—10年。一般认为，医疗服务绩效的变化要在改革后的2—3年呈现。因此，本章在案例选择中，改革发生的时间至少在5年前，以便有充分的时间使供给模式变革发挥作用，进而便于笔者分析其变革的绩效。我国医院的市场化改革从改革开放之后就陆续出现。"医药分开"政策试点从2004年开始，到2016年全国范围内已经实行了12年，政策效果已经显现。因此，对于医院层面和药房层面的案例分析能够真实反映医疗服务供给模式改革带来的长期效果。

第五，按照可比性原则，本章统一以市一级为研究层次。不同于区县层次的过分多样化，也不同于全国层面的过分统一化，许多发生在市级层面的供给模式改革既具集中性又具特殊性。笔者通过对县级医疗体制改革和市级医疗体制改革的实地调研，发现县级医疗较少考虑供给模式的改革，更多地以"服务广大农村地区、集中医疗资源优势、利用好新农合政策、做大做强县级人民医院"为工作重点。而市一级更多考虑国家的政策导向、医疗资源的公私配置结构、医疗水平的整体提高等。

第六，考虑到资料的翔实性，本章选择那些尽可能全面反映供给模式变革和绩效变化、具有真实性的资料和案例。特别是在二手资料搜集中，选择那些相关研究和新闻报告连续时间更长、从供给模式改革之初到后期的效果分析都比较充分和翔实的案例。一方面，基于时间和调研花费的限制无法对全部案例进行实地调研；另一方面，更重要的是，已有的新闻报道和研究已经能够全面勾勒出整个事件的发生过程，数据质量较好，可以满足案例分析需要。以药房服务供给模式改革为例，药房服务改革是医疗卫生改革中进行市场化改革较为充分的代表。在各地的药房服务改革实践中，出现了多种模式可供研究：第一类是以C市三项试点改革为代表的药房完全市场化改革，即药房脱离医院而被划入医药企业；第二类是以"南京模式"为代表的服务外包方式，即药房产权不变，仅仅将采购权和管理权外包给医药企业；第三类是以"芜湖模式"为代表的政府主导模式，在政府层面成立芜湖市药品医用耗材管理中心，负责药品的集中采购。上述三种模式是已有研究总结出的具有代表性的模式。

三 数据来源

根据研究问题、分析框架和案例选择标准，本章选择六个案例进行比较研究，讨论供给模式变革与服务绩效的关系（见表5-1）。在医院层面，分别以 A 市医疗集团、凤凰医疗集团[①]托管 M 区医院和宿迁市医院民营化改革为例；在药房层面，分别选择 C 市医疗机构药事服务监督管理中心（以下简称"C 市药管中心"）、A 市第一人民医院药房托管和 C 市门诊药房社会化改革为案例。六个案例覆盖了三类模式，具有较好的代表性。

在这六个案例中，通过调研获得一手数据的案例有四个，通过二手数据完善的案例有两个。2015 年 1 月，笔者分别赴广西 A 市和青海省 C 市进行实地调研。首先从广西 A 市第一人民医院的药房托管入手，逐渐扩大到医疗集团进行调研，后对 C 市药品与药事服务监管中心进行调研，并从中获得部分有关 C 市三项改

[①] 2016 年 8 月，凤凰医疗集团有限公司宣布华润医疗成为凤凰医疗集团的第一大股东，公司更名为华润凤凰医疗集团控股有限公司。2018 年 9 月，华润凤凰医疗集团控股有限公司更名为华润医疗控股有限公司。

表 5 - 1　医疗服务供给模式及案例选择

案例内分析（层次）		案例间分析（模式）		
		公—公模式	公—私模式	民营化模式
案例内分析（层次）	医院	A市医疗集团	凤凰医疗集团托管M区医院	宿迁市医院民营化改革
	药房	C市药管中心	A市第一人民医院药房托管	C市门诊药房社会化改革

革试点的访谈资料。在实地调研中，通过对卫生系统、医院层面、医疗企业层面负责人进行访谈，笔者获得组织变革的大量一手素材。同时，通过走访质控科、财务科、审计科、信息科、党办、院办等机构，笔者获得了关于组织运行的客观数据，对医院的组织结构和运行、对药管中心的发展历程有了深入的了解。对凤凰医疗集团托管M区医院、宿迁市医院民营化改革的分析均基于二手资料。C市门诊药房社会化改革案例中关于绩效评价的部分也基于二手资料。带着对实地调研的主观感受，在搜集二手资料时更具目的性和甄别性。

在一手资料的基础上，笔者利用二手数据做了两方面工作：一是继续完善现有的调研成果。具体来说，A市的药房托管参考了成熟的"南京模式"，C市药管中心的成立参考了成熟的安徽"芜湖模式"。此外，关于医疗集团和医院托管的相关研究和报道资料翔实，因此一部分二手数据的搜集和整理工作是为了在实地调研基础上进行总结和提高。二是补充另外两个案例资料。关于凤凰医疗集团托管M区医院和宿迁市医院民营化改革的资料非常丰富。围绕供给模式改革的做法和后期的绩效评价，笔者对已有的研究资料进行汇总。此外，政府文件、会议论文、报纸摘要、领导讲话、改革内参等都是本章的资料来源。

第二节　医院层面案例

一　公一公模式：A 市医疗集团

"组建医疗集团，积极探索高效的资源共享公立医院管理模式"是广西壮族自治区医改中的重大举措。根据卫生部、中央编办、国家发展改革委、财政部、人力资源社会保障部发布的《关于印发公立医院改革试点指导意见的通知》（卫医管发〔2010〕20号）及广西壮族自治区深化医药卫生体制改革领导小组批复同意的《自治区医改办关于印发柳州市、玉林市公立医院改革实施方案的通知》（桂发改社会〔2010〕701号）和《玉林市人民政府关于印发玉林市医疗集团组建方案的通知》（玉政发〔2013〕5号），结合 A 市医疗卫生事业发展具体情况，2013 年 4 月，A 市医疗集团挂牌成立，具有独立法人资格，纳入社会团体法人单位管理，经济独立核算，是市政府重大医疗项目投融资主体单位，隶属 A 市卫生局，接受市卫生局的行政管理和业务指导。集团下属市第一人民医院、市第三人民医院、ML 镇中心卫生院等公立医疗机构，对福绵区人民医院和玉东新区的医疗机构进行托管，并按协议内容进行统一管理。

从医疗集团的成员结构来看，A 市第一人民医院成立于 1938 年，是桂东南地区一所集医疗、急救、科研、教学、预防、康复保健于一体的大型综合性医院，为全国 500 家大型医院之一，被评为三级甲等医院、国家级爱婴医院、国际紧急救援中心、北京大学第一医院 A 市心脏疾病治疗中心、广西区级文明单位、广西五一劳动奖状获得单位、首批全国"明明白白看病百姓放心医院"。

医院为地区百姓的就医服务做出了杰出贡献。A 市第三人民医院（原铁路医院）创建于 1956 年，2004 年由 A 市卫生局主管，是集医疗、预防、康复、教学功能于一体的综合性国家二级甲等医院和国家级爱婴医院，是 A 市、南宁铁路局、新农合医疗保险定点医院。ML 镇中心卫生院地处 ML 镇，是区域的中心医院，负责乡镇及农村的基本公共卫生服务和医疗服务。

二 公—私模式：凤凰医疗集团托管 M 区医院

凤凰医疗集团托管 M 区医院被认为是较成功的 PPP 案例。2010 年，北京市 M 区医院在实施公立医院改革中，引入凤凰医疗集团，进行了"政府购买服务，医院重组重构"的"IOT"（投资—运营—移交，Investment-Operation-Transfer）模式。IOT 是 PPP 框架下的一种模式，在不改变政府对医院的所有权和监管职责的前提下，由政府出资，并以交管理费的方式向凤凰医疗集团购买管理服务。凤凰医疗集团则负责医院的投入、运营和维护。重构包括决策体系、运行机制、投入机制、监管机制和分配机制，运营的核心内容是把医院交给专业医疗机构管理，改革的重要内容是保证公立医院的性质和所有权不变。

凤凰医疗集团是我国最大的股份制医院投资管理集团之一。凤凰医疗集团于 2000 年进入北京市场，当年参与了北京市首家国有企业医院北京市建筑工人医院的改制，将北京健宫医院建设成为全市最大的营利性医院、A 类医保医疗机构。2005 年，凤凰医疗集团与中信集团联合参与北京燕化公司职工医院改制，将北京燕化医院建设成为北京市唯一引入社会力量改制的大型三级综合医院、全市最大的民办非营利性医疗机构，也是央企系统首家引入社会力量改制的医院。2010 年，M 区公立医院改革，为了打破医院设施设备陈旧、医疗技术人员匮乏、管理落后的恶性循环，M 区政府和凤凰医疗集团缔结合同，建立了现代法人治理结构和新的投入机制、运营管理机制。2011 年，在 M 区医院托管效果得到公认的第二年，凤凰医疗集团对市属大型国企京煤集团下属京煤集团总医院进行托管。2012 年 6 月，凤凰医疗集团在 M 区的托管范围扩大，与 M 区政府合作组建全市首个公立医院集团，法人治理结构和运行、监管机制扩展到 M 区中医院（见表 5 - 2）。2014 年 9 月，凤凰医疗集团又托管了 M 区妇幼保健院。

表 5 - 2　凤凰医疗集团的医院网络

投资主体	开始时间	投资标的	IOT 时间	医院级别
凤凰医疗集团	2002 年	北京市健宫医院		二甲
	2005 年	托管北京燕化医院	48 年（2008—2055 年）	三级
	2010 年	托管北京M 区医院	20 年（2011—2030 年）	二甲
	2012 年	托管北京京煤集团总医院	19 年（2012—2030 年）	三丙
	2012 年	托管北京M 区中医院	19 年（2012—2030 年）	二甲

三　民营化模式：宿迁市医院民营化改革

宿迁的卫生改革始于 2000 年，改革的背景是当时财政投入少、医疗卫生资源极其匮乏。宿迁地处苏北，是 1996 年组建的地级市，下辖沭阳、泗洪、泗阳三县和宿豫、宿城两区。2001
年全市人均国民生产总值和人均财政收入比西部十省区的平均水
平分别低 665 元和 85 元。2000 年，宿迁市政府可支配财力 6.8
亿元，财政供养 11 万人，政府财力主要"保开门、保吃饭、保
政府运转"，无力投入社会事业，导致多数乡镇卫生院处于投入
少—运转难—服务差—收入少—运转更难的境况。由于财政无力
投入卫生医疗，当时宿迁的医疗资源供需严重失衡。截至 2000
年，全市乡镇卫生院总资产为 17058.6 万元，负债总额为 8316.7
万元，资产负债率为 48.8%，单价 1 万元以上设备总值仅为
1868.6 万元。乡镇卫生院在职职工中具有本科学历的仅 34 人，
占职工总数的 0.6%；大专学历 669 人，占 12.3%；初级和无职
称人员占近 90%。此外，乡镇卫生院重医疗、轻防保，没有履
行医防合一职能，使农村公共卫生处于边缘地带。

　　为了提升医疗资源供方的能力，宿迁医改总体思路是，凡是
老百姓需要，社会力量愿意干、有能力干的，尽量让社会力量
干，实现办医投入主体多元化。2000 年，宿迁市出台了"欢迎
各类社会力量投资办医"的政策。2000 年，宿迁市下辖的沭阳
县按条件好、中、差各挑选一家乡镇卫生院（沂涛、南关、青伊
湖三个乡镇卫生院）作为试点，随后宿迁逐渐在全市医院中进行
改制，方式有"净资产转让、无形资产竞拍""股份合作制"
"兼并托管"。2003 年，该市最大的公立医院宿迁市人民医院被
改制为民营医院。在 2005 年的新闻报道中，宿迁市 135 家公立
医院已有 134 家完成产权制度改革，包括 124 家乡镇医院和 9 个
县级以上医院。医疗事业基本实现了民营、股份制，政府资本完
全退出。2011 年，宿迁医改 10 年后，在宿迁市召开的卫生事业
改革与发展推进会上，时任市委书记提出"宿迁将建设一家三

级甲等公立医院"，被质疑为要走改革的"回头路"而再次被推上风口浪尖。

第三节　药房层面案例

一　公—公模式：C市药管中心

青海省C市是2010年卫生部等五部委联合发布《关于印发公立医院改革试点的指导意见的通知》（卫医管发〔2010〕20号）中选定的16个公立医院试点城市之一。同年5月，《青海省人民政府办公厅关于印发C市公立医院改革试点工作指导意见的通知》（青政办〔2010〕74号）印发。2011年8月，作为深化公立医院改革、加快推进公立医疗机构医药分开和药品统一管理重要举措之一的C市药管中心启动运行。该中心是市卫生局领导的全额预算拨款事业单位，为副县级。改革将C市医疗机构药房的在编药剂人员（不含制剂人员、临床药学和不良反应监测药师）成建制划转，下设各医疗机构药品调配站。C市药管中心的成立参考了安徽的"芜湖模式"，即由卫生局直接搭建平台（机构），将各医疗机构的药品采购权上移，因此是一种集中化的公—公模式。这是医药分开政策背景下公立医院医药管理体制的重新建构，也是医疗资源整合的一种方式。

C市药管中心的职责包括：负责市属五所公立医院（市一院、二院、三院、中医院、口腔医院）药品采购，规范用药的管理，行使药房人员管理权，药品结算权与各医院分离，监管四区三县（城东区、城中区、城西区、城北区、湟中县、大通县、湟源县）各医院抗菌药物使用比例、基本药物和非基本药物使用情况，负责查处医疗机构和医务人员擅自采购药品和参与临床药品促销行为，等等。另外，根据医疗机构用药需求，科学制定基本用药目录，建立统一的药品采购供应管理信息系统，负责药品采购计划的汇总、编制、上报，组织验收、配送和财务结算，以保障医疗机构临床用药需求和用药安全。此外，C市药管中心实行药品收支两条线管理。药品加成收入由市财政以上年度市本级医院加成收入为基数，每年经市卫生局审核后，直接核拨给医院。

二　公一私模式：A市第一人民医院药房托管

A市第一人民医院药房托管的最初目的是治理医药购销领域商业贿赂。在托管之前，尽管该院采取了医德医风考评档案管理、实行处方点评制度、药品使用动态监控、超常预警制度等措施，但群众反映强烈的大处方、滥用药、红包、回扣、医药代表"满天飞"等现象没有得到有效解决，特别是药品收入占医院总收入的比例居高不下，给医院管理带来很大难度。此外，广西壮族自治区药品集中招标采购平台虽然在平抑药价方面发挥了一定作用，但并未带来预期的实惠。2008年，A市纪委监察局和市卫生局联合派出考察组赴江苏省南京市对药房托管的"南京模式"进行考察。考察组认为，南京市的药房托管工作在减轻患者经济负担、遏制药品购销中的不正之风、从源头上堵塞腐败漏洞、提高医疗服务水平等方面发挥了比较积极的作用，其做法是成功的、可行的，可以借鉴学习。在这次调研的基础上，A市市委、市政府着手进行药房托管工作计划。

创新公立医院采购制度是加强公立医院内部管理、提高公立医院运行效率的举措。2008 年 6 月，在广西壮族自治区卫生厅、A 市市委、市政府、市纪委监察局、市卫生局的关心和支持下，A 市第一人民医院率先在广西壮族自治区探索实施药房托管试点工作。广西壮族自治区医改办要求"在自治区集中招标采购价格框架下，积极探索公立医院药品、医用耗材、设备、物资采购的新机制，通过发挥集团集中采购配送的优势进一步降低医院采购成本，在医疗集团成员医院开展药品、耗材委托有资质公司进行采购管理，主要药品和耗材降价 5%（按招标采购指导价）让利于患者"。经过严格遴选，选定 TH 医药有限责任公司、GY 医药有限公司和 LZ 医药有限公司三家年销售额达 3 亿元以上的医药公司作为药房托管试点工作的受托公司，其中 TH 医药有限公司为主托公司，每年向另两家医药公司收取 1% 的管理费，并通过签订托管协议明确医院和受托医药公司的责任与义务，协议每年签订 1 次。

三　民营化模式：C 市门诊药房社会化改革

C 市门诊药房社会化改革发生的背景是 2002 年国家发展计划委员会、国家经济贸易委员会、财政部、劳动和社会保障部等九部门联合下发《关于完善"三项改革"试点工作的指导意见》（计价格〔2002〕1168 号），该意见划定西宁、青岛、柳州三个城市作为"三项改革"试点。"三项改革"包括城镇职工基本医疗保险制度、医疗卫生体制和药品生产流通体制改革。该意见将"以门诊药房与医院脱离为切入点，推进和完善'三项改革'。实行门诊药房脱离的改革，切断医院与药品经营企业之间的经济利益联系"确定为改革目标和手段。

相对于青岛和柳州，C市"三项改革"的试点进展效果明显，因此本章选择C市门诊药房社会化改革案例进行研究。为了配合门诊药房脱离工作，青海省和C市先后下发了《C市完善"三项改革"试点工作方案》《青海省C市实行门诊药房与脱离实施方案》《关于在C市开展完善"三项改革"试点工作过程中改进和完善"三项改革"试点工作实施方案》《青海省基本医疗保险定点医疗机构考核暂行办法》《青海省C市门诊药房脱离后药品质量管理办法》《青海省C市门诊药房脱离后申办〈药品经营许可证〉暂行规定》等配套政策。2002年4—5月，C市领导小组经过对试点医院进行多方调研，包括对债权债务、药学人员以及改革可能带来的影响进行分析后，核算门诊药房社会化后的财政补偿数额、制定工作进度安排，最终确定市区14家医院为试点医院，包括7家省级医院、5家行业医院和2家市级医院。

第四节　具体案例分析

一　A市医疗集团

（一）机制变革

A市医疗集团下辖市第一人民医院、市第三人民医院，对ML镇中心卫生院进行托管。第一，按照"三变一不变"原则，搭建了集团内部的分工协作体系。集团所属医院非营利性质不变、独立法人地位不变、基本建制不变，但在资源的纵向整合和横向流动上进行改革。医疗集团成立的主要目的是统筹城乡医疗卫生发展，这是A市医疗集团区别于其他强强联合医疗集团最本质的地方。在保证医疗机构政府投入、人员编制核定和补充渠道不变的前提下，集团内市级医院通过技术支持、人才培训、管理指导等多种形式，促使 ML 镇中心卫生院提高服务能力，形成上下联动、分级诊疗、双向转诊的分工协作机制。此外，医疗集团内部实现医疗检查设施共享、检验结果互认。第二，实行药品采购机制改革，降低采购成本。在广西壮族自治区集中招标采购价格框架下，市医疗集团将医院药品、医用耗材、设备、物资采购以带量采购的方式集中采购，提高采购量，压低采购成本。

市第三人民医院与市第一人民医院合作共建后，医院加挂"A 市第一人民医院 A 市第三人民医院共建医院"牌子，市第一人民医院重点支持市第三人民医院的学科建设和发展、人才培养，协助危重病人抢救、疑难疾病会诊、诊疗安排、手术指导和新技术的开展。市第一人民医院还根据市第三人民医院需要，安排专家开展医疗业务、讲课、查房、手术，帮助市第三人民医院规范管理、提高技术、拓展服务能力、申报科研项目等。呼吸内科、神经内科、儿科已经建设为共建科室。

ML 镇中心卫生院以 A 市医疗集团整体托管为契机，进行了机制改革。一是建立健全医疗、学习、考勤等工作制度，出台了新的绩效考核分配方案。二是完善医护人员激励机制、定期学习机制。采取"走出去、请进来"的办法，一方面分批派出业务骨干到 A 市第一人民医院、自治区中医院等上级医院进修学习；另一方面在 A 市医疗集团下派专家的组织下，每月分科分组进行"三基三严"学习训练。三是改革投入机制，在 A 市医疗集团和上级政府的帮助下，多方筹措资金，建设了综合大楼、职工食堂等一批基础设施，其中新建的综合大楼建筑面积 2000 多平方米，住院病床 70 余张。ML 镇中心卫生院建筑总面积达到 4500 多平方米，综合用房面积 4000 多平方米，开放的住院病房有 50 多间，总床位数达到 120 多张。

（二）服务绩效

从社会效益来看，医疗集团的成立统筹了城乡医疗卫生发展，缓解了群众"看病难""看病贵"问题。不同于以往强强联合的医疗集团，作为广西壮族自治区第一个医疗集团，A 市医疗集团的成立更多的是纵向层面上的资源整合，是资源自上而下转移，实现共享的过程。作为桂东南地区最大的三甲医院，A 市第一人民医院拥有优秀的医疗卫生队伍和硬件设施，在市第一人民医院卫生资源下沉的过程中，其他医疗机构得到了发展的机遇。在社会效益方面，以 ML 镇中心卫生院为例，调研中发现，它同时负责该地区 21 个村 8 万农村居民的公共卫生服务，但在过去，居民的公共卫生档案是空白的。为了加强农村公共卫生建设，医疗集团在成立后重点建设 ML 镇农村居民公共卫生档案，该工作已经顺利完成。此外，ML 镇中心卫生院还负责 21 个村村医的管理，实行"一元钱看病"，将小病截留在村级层面，力争做到"小病在村，中病来镇，大病去市"。同时针对村医建立了激励政策，将新农合和公共卫生资金盘活用活。整体来看，医疗集团的成立取得了良好的社会效益。

从经济效益来看，随着诊疗人次的增加和药品集中采购后成本的降低，医疗集团内部成员普遍获得了较好的经济效益。以市第三人民医院为例，2011 年，急诊科出诊次数由原来的平均 30 次/月增加到 126 次/月。除了部分危重病人送到市第一人民医院治疗外，约半数病情较轻的病人留在市第三人民医院治疗。原来日均住院病人为 60 多人，现在突破 120 人大关，住院人数比之前翻了一番。市第三人民医院医生工资收入较改革前每月增长1000 元以上。再以 ML 镇中心卫生院为例，截至 2015 年 6 月底，该院门诊人数达到 34600 人次，门诊总费用 208 万元，门诊人均费用 60.11 元；住院 3830 人次，住院总费用 537.6 万元，人均住院费用 1403.66 元。与上年同期相比，门诊总诊疗人次增长15%；人均门诊费下降 15%，住院人次增加 258%，人均住院费用下降 21%，业务总收入增长 99%，人均药品费用下降 24%。ML 镇中心卫生院扭转了亏损的局面。

从管理水平来看，市第三人民医院和 ML 镇中心卫生院硬件设施不断改进，医疗秩序井井有条，患者的满意度很高。此外，愈加重视人性化管理，重视患者在入院就诊时的服务体验。以ML 镇中心卫生院为例：

> 现在看病也是看服务，因此从管理的角度切入，不断改善医院的软硬件环境。过去卫生院的院子很破旧，后来重新修盖大楼，改善硬件。现在年轻人都喜欢上网，医院现在有免费的无线网。还把医院的座椅换了，这样患者等待的时候坐着更舒适。而且要求护士注重仪表，除了工作装必须干净外，还要求他们熨烫平整，女护士要把头发统一盘起来，就像空姐那样，并要求女护士化淡妆，要让患者有良好的就医感受。此外，要求医生必须微笑服务。结合激励政策，更多的患者留在了卫生院，而不是像以前一样都往大医院跑。①

可见，医疗集团的成立给了其成员单位更多的发展条件和信心，充分调动了成员医院的主观能动性。

---

① 根据 2015 年 1 月 23 日对 ML 镇中心卫生院院长的访谈记录整理。

二　凤凰医疗集团托管 M 区医院

（一）机制变革

在凤凰医疗集团托管 M 区医院的案例中，经过 17 轮前期谈判，最终达成了能够同时推动政府、医院、凤凰三方的"绩效考核体系"，签订了合作协议。M 区针对医院制定了"以发展和公益性为核心指标"的绩效考核体系，将考核结果与支付给合作方的管理费直接挂钩，最终形成了"五变八不变"改革方案。

"五变"涵盖管理体制、决策机制、运行机制、监管机制以及投入机制的变革。一是变革管理体制，建立以理事会为运行决策机构的现代法人治理结构，实现管办分开。院长由政府任命转变为由理事会任命，形成一个独立的院长团队。二是变革决策机制，实现所有权、决策权、执行权和监管权"四权分立"。医院的决策由原来的一人思考转变为由庞大的专业队伍提供支持，综合权衡问题和决策风险。该院时任执行院长徐则昌介绍说："凤凰管理着旗下多家公立医院，有着丰富的管理经验和大量的管理人才，并拥有药品、器械等相关公司，运营管理医院的支撑系统比较完善，能够极大限度地统筹资源，并摊薄各医院的运营成本。"三是变革运行机制，由事业单位运行机制向现代医院管理制度转变，实现政事分开。四是变革监管机制，由原来单一的行政监管模式转变为政府、监事会、第三方共同组成的多元监管体系。理事会由 8 人组成，政府和凤凰医疗集团各占一半，理事长由区卫生局局长担任。监事会由 9 人组成，由政府、凤凰医疗集团、职工代表大会各出 3 人。理事会、监事会、职工代表大会相互监督制约，理事长具有一票否决权。五是变革投入机制，由政府投入转变为政府和社会力量共同投入。徐则昌介绍，凤凰医疗集团对区医院一期投入 7500 万元，且不占医院股份，承担相应的投资风险，并承诺根据医院发展需要继续投入资金。区政府采用无息借款的方式，对凤凰医疗集团投入的资金分年度返还。同时，区政府对区医院投入责任不变。

"八不变"指医院公益职能、非营利性质、国有性质、国有资产所有权、政府监管、职工身份、党团工会妇联等组织体系、医院名称不变。凤凰医疗集团前高管介绍说：

> 集团并不拥有任何类似股东的权利，例如处置资产、股息或分配，亦无权在 IOT 医院清盘时获得任何剩余资产。此外，凤凰医疗集团进行严格的成本控制。按照签署的各项 IOT 协议，凤凰医疗集团为医院发展注资的部分分为不会返还投资和可偿还投资两个部分，这造成了托管的成本压力。为了保证不亏钱，凤凰医疗集团最初介入 M 区医院运营时，起用了大量的企业管理人才，对医院实施了与企业类似的精细化管控，以严控成本为宗旨。2013 年 11 月凤凰医疗集团面向全球发布的招股书中阐述，"除院长外，本集团通常还会任命其他主要高级管理人员，包括运营总监、副院长及财务总监"（黄柳，2014a）。

（二）服务绩效

从社会效益看，托管获得了普遍好评。北京市经济与社会发展研究所、北京市社会发展改革评估中心等第三方机构 2010 年12 月、2011 年 8 月、2011 年 12 月针对 M 区医院患者满意度调查的结果显示：患者对就医环境、就医过程的满意度不断上升，随着门诊量的上升，交费便捷程度、收费合理性的满意度呈现上升趋势。第三方评估机构报告显示：2012 年，M 区医院门急诊达到 48 万人次，同比增长 28.6%；出院人次达到 8756 人次，同比增长 58.48%，平均住院日、门诊患者抗生素使用率等指标同比分别下降 10.04%、30.34%，急诊科危重患者抢救成功率达 98.79%，远远高于二级医院的最低标准（80%）。2012 年，次均住院费用比同级同类医院平均水平低 9.84%，有 82.4% 的医保人员选择在 M 区医院就诊，较 2009 年上升 32.6%。

从经济效益看，医院和药企"双丰收"。从医院方面来看，M 区医院 1 万平方米的病房楼完成装修改造，新建的 1.6 万平方米综合楼、影像中心和急诊中心投入使用，床位由改革前的 252 张增至 502 张，副高职称人员由 48 人增至 60 人，硕士从 28 名增至 72 名，博士从无到有并增至 8 人，有 2 名博士后。从门诊量和手术人次增长来看，进行 IOT 运营后，医院门诊量大幅度提升，原来一些病治不了现在都能治了，原来有些手术开展不了，现在都可以。现在医院的效益非常好（黄柳，2014b）。从凤凰医疗集团方面看，凤凰医疗集团的投资回报主要有两个渠道，即管理费和来自药品、器械等产业链上的利润。前文已述，管理费与政府对其的绩效考核指标挂钩，按年度结算。此外，医院的药品和器械、设备采购权交给凤凰医疗集团。2014 年上半年营收数据显示，对应供应链业务增速，集团管理费收入大幅增加，较 2013 年同期增长近 70%。M 区医院每年缴纳的管理费达 300 万元以上。可见，通过托管这种形式，医院和药企都获得了发展。

在管理方面，凤凰医疗集团的介入有效提高了医院的运营管理水平。一是在成本控制方面取得成效。二是加强价值融合和人员培训。为提升院长和高管的管理技能并统一本集团的核心价值和文化，集团提供有关培训，提高运营的标准化及可控性，进而提升医院整体运行效率。三是用管理企业的方式管理 M 区医院，派驻大量专业管理人员。这样，凤凰医疗集团快速主导了医院运营。

三 宿迁市医院民营化改革

（一）机制变革

宿迁市开启医改大幕，主导方针是"管办分开、医卫分策、医防分设"。

根据管办分开原则把办医者和管医者分开。卫生局不再直接办医院，不再管理医院的人、财、物，而是进行行业管理和全面负责公共卫生。办医者来自多元化社会力量，方式是将公立医院改制为民有民营，真正实现了医疗的管理主体和办医主体分离。医疗改革后政府当裁判、教练和导演，不再当运动员和演员，各类医院由政府主办变为政府扶持、社会多元化兴办。

根据医卫分策原则将医疗服务和公共卫生服务分开。过去，乡镇卫生院的职能是医防合一，乡镇卫生院下设防保所。但在利益驱使下，乡镇卫生院普遍重医疗轻防保，因此农村的公共卫生常年不受重视。在医疗改革中，宿迁市政府将医疗服务与公共卫生服务分开，把医疗服务推向市场，公共卫生服务由政府全额拨款。

根据医防分设原则进行防保体制改革。在宿迁医改中，将乡镇卫生院下属的防保所独立出来，继承乡镇卫生院的名称，承担公共卫生职能，继续由政府进行全额拨款。将乡镇卫生院余下的机构与卫生院合并，统一称为乡医院，承担医疗职能，推向市场，成为农村医疗市场主体。在医卫职能分离和机构细分上，全市建立健全了市、县、乡、村四级防保网络体系，全市111个乡镇设有防保所，在1400多个村配备了专、兼职防保员，明确防保人员经费按每人每年不低于6000元标准拨付，将其列入县级财政预算，由卫生行政管理部门考核发放。这样，农村卫生防疫工作有了专职队伍和稳定的经费投入。医疗领域的服务职能则由多元化的社会力量主办，采取产权改革的形式，将原有的国有产权转制为股份制、混合所有制、个人独资等。

此外，建立多种形式的医疗保障，从供、需两方面进行补偿。一方面，向需方提供医疗补贴，尤其是针对低收入人群。医改5年后，宿迁市医疗保险，特别是农村公共医疗统筹从无到有，覆盖了全部农村人口的90%以上，人均年补贴标准50元，全国领先。2007年，宿迁市增加了用于医疗保障的开支，特别是完成了90%农村的新农村合作医疗覆盖，并适当提高了城镇职工医保的水平和扩大覆盖范围。2011年8月1日起实行《对接国家基本药物制度实施办法（试行）》，患者享受的基本药物政府补助由医疗机构先行垫付，医疗机构按月与市、县卫生行政部门进行结算。另一方面，向供方提供补助。2010年后的政策是政府公共财政的投入采用以奖代补和股份制两种主要形式，国有股份逐步在医院中占有一定的地位。这样一来，政府可派出股东代表，进一步加强医疗领域的管理和监督。

（二）服务绩效

从社会效益看，一是促进了医疗卫生资源的增长。1999年，宿迁卫生资源总额 4.95 亿元, 人均卫生资产为 99.1 元, 不到全省平均水平的 33%, 千人拥有床位数只有 1.06 张, 是全省平均水平的 43.1%。全市 2/3 的医院运营困难。2010 年卫生资源总额增长到 41.86 亿元, 比 1999 年增长约 7 倍, 高于江苏省的医疗资源增幅。1999 年财政对卫生的投入是 0.32 亿元, 2010 年是 3.16 亿元, 增长约 9 倍, 同期江苏全省财政对卫生投入的增幅是 2.4 倍。卫生技术人员、病床数的增长均高于江苏全省和苏北五市的平均水平, 门诊人均费用、每床平均费用、出院病人平均费用三个指标的增幅全部低于全省增幅。二是加强了公共卫生的建设水平。2007 年, 宿迁市新建、扩建了五大防保中心(包括市疾病预防控制中心、市传染病防治中心、公共医疗卫生救护中心、血液采供中心、妇幼保健中心), 显著增强了公共卫生的基础设施建设。三是提高了服务可及性, 降低了百姓的看病成本。宿迁 85% 的居民出门不到一公里就能看病, 且总体看病价格与周边相比降低 15%。挂号费、单项检查收费和药品单价稳中有降。甚至有些医院减免挂号费、降低单项检查收费、降低药品单价, 展开了"公益竞争"。整体来看, 社会医疗投入持续增长, 老百姓医疗费用持续下降, 医护人员态度明显好转, 公共卫生防保意识加强, 政府职能在改革中得到转变。

从经济效益看, 社会力量的引入增加了医疗资源供给。医院引进医疗专家和先进设备, 扩大了服务范围。医改后宿迁地区医疗服务项目增加了 200 多项, 很多复杂的手术在当地就可以做, 释放了就医需求, 许多赴外地就医的患者回流了。一方面, 随着医疗服务项目的增加、病人结构调整和病人总量的增加, 医院的收入增加了。2003 年, 被金陵药业股份有限公司以 7013 万元占 70% 股权方式入驻的宿迁市人民医院实现资本、市场、技术的最佳组合，医院的各项费用下降，2004 年业务收入达到 9000 多万元，2005 年上半年收入达到 6500 万元。另一方面，随着诊疗人次增长、医院收入增加，医生收入也提高了，医生的态度更好了，人心也更稳定了。此外，政府的财政能力也提高了。拍卖所得近 4 亿元的资金进入宿迁市卫生事业发展的基金专户，政府有经济能力去全盘提高公共卫生投入，进行公共卫生管理。

在管理水平方面，一方面，宿迁市政府强化了行业管理。在民营医院管理方面，宿迁有严格的制度设计和实施细则，限定了非营利民营医院的利润，并对民营医院的行为实施监管。在对供需方的管理方面，宿迁政府加强了社会医疗保险建设和对民营医院的财政补贴。另一方面，医院本身的管理能力也在增强。在管理机制上，改革后的医院引入企业经营机制，加强对医院的管理。在成本控制方面，民营医疗机构在药品、医疗器材采购方面具有优势，采购价格通常低于公立医院采购价格。在人员管理上，提高卫生技术人员比例，过去宿迁医院非卫生技术人员占 40%，改革后下降到 10%。在便民服务方面，提供免费接送病人的流动巴士等服务。老百姓对医院服务的满意程度明显提高。

四　C 市药管中心

（一）机制变革

C 市药管中心的成立标志着"三权"分离，即药品采购权、药品结算权、人员管理权与医院分离。

在药品采购权方面，采购统一由药管中心负责，市属五家医院不再直接进行药品采购工作。根据药管中心的职责范围，药管中心实行药品"五统一"管理，即统一药品目录、统一采购平台、统一药品配送、统一药品价格和统一药品结算。市属各公立医院药品调配站根据年度用药情况和习惯，每月依照青海省药品招标中标目录上报基药、非基药计划，药管中心审核后通过省药品采购中心网络采购平台下订单，并由青海省卫生厅确定的药品配送企业或中标厂家予以配送。

在药品结算方面，药品价格按照青海省发改委核准的价格执行，全市实行统一价，并进行零差率销售。青海省采购监督领导小组规定：基本药物、特种药物在入库后30个工作日内进行结算，非基本药物在入库后60个工作日内进行结算。药品结算由药管中心负责，医生即使开了大处方，药品加成收入也不会再进入医院的口袋。

在人员的管理权方面，医院药剂科原有工作人员成建制划转到药管中心。为了与职责匹配，药管中心内设业务计划科、药事监督管理科、财务科、市属五所医院药品调配站，并设立办公室负责党务、行政、人事及工会工作。总之，药剂工作人员不再隶属于市属五家医院，统一划归药管中心管理，实现了人员管理权与医院的分离。

除"三权"分离外，前文提到"财政权"上移。药管中心实行药品差价收支两条线管理，市财政给药管中心安排人员工资和必要的药品周转金，从2012年起，市级公立医院药物差价全额上交市财政。药品加成收入由市财政以上一年度市本级医院加成收入为基数，每年经市卫生局考核后直接核拨。2012年市属五所公立医院药品收入1.8亿元，市卫生局核拨药品加成1090

万元；2013 年市属五所公立医院药品收入 2.55 亿元，市卫生局核拨药品加成 1740 万元。

(二) 服务绩效

从社会效益来看，医药分开初见成效。一方面，运行 3 年后，C 市药管中心成立的初衷实现了，阻断了医院和医药企业的利益链条，阻断了医生和医药企业的利益链条。另一方面，统一采购、零差率销售确实减轻了群众负担。2012—2013 年底，全市各级各类医疗机构通过青海省药械集中采购网采购药品 6.96 亿元，零差率销售让利患者 9043.56 万元，切实减轻了群众用药负担。医疗机构药品收入较改革前明显下降，住院抗生素使用比例明显下降，基本药物使用比例上升。

从经济效益看，喜忧参半。首先，药管中心的成立使药房人员整体划拨转制，减少了医院的人员开支，但同时产生的问题是随着医院药品采购权、结算权的移交，医院药品收入大幅下降，加之医院原有债务的积压，改革并没有彻底解决医院的补偿机制问题。其次，改革虽切断了药商和医院、医生的利益链条，破解了医疗机构"以药养医"问题，但出现新的问题：医生和医药企业代表利益链发生变化，如果药品用得多，医药代表仍然付给药品提成费。[①] 最后，由于药管中心实行收支两条线管理，财政权上移，药品收入的上缴迅速扩充了市级财政能力，加之核定返还存在一定周期，因此这段时期内医疗机构的运转资金不充足问题较大。

在管理方面，管理事项繁复，权责不清。一方面，工作量

---

① 根据 2015 年 2 月 5 日对 C 市药管中心 W 主任的访谈记录整理。

大，权责不清。药管中心的主要职责除药品采购外，还有药品监管工作，除了负责市属五家公立医院的药品采购外，还负责四区三县的医疗服务监管工作。药管中心每季度组织开展处方点评，每月向省卫生厅药品采购中心上报全市基本用药、非基本用药、限价用药回款情况，每季度对四区三县区县级医院、乡镇卫生院、社区服务中心基本药物使用情况进行检查，每季度向省卫生厅基药检测中心上报全市基本药物使用监测数据等。除此以外，大量核心业务以外的党务、行政、人事、劳资、工会等工作分散了药管中心的管理能力。另一方面，管理岗人员紧缺、调配站空岗人员未及时补充、医务人员业务水平有限等，都限制了药管中心职能的发挥。

五　A 市第一人民医院药房托管

2008 年，A 市第一人民医院进行药房托管工作公开招标，有 19 家企业报名，经过筛选有 9 家符合条件。医药企业的数量足够多，医院的选择余地非常大。当时市卫生局抽调专家对这 9 家企业进行了实地考察，并派另一拨专家对这 9 家企业进行评估（考虑到避嫌，前期参与调研的人员不进入评估专家库），最终选定了 TH 医药有限责任公司、GY 医药有限公司和 LZ 医药有限公司 3 家企业作为托管企业，并召开全院职工代表大会，通过了托管方案。①

---

① 根据 2015 年 1 月 25 日对 A 市第一人民医院审计科、药房托管牵头人之一 Z 科长的访谈记录整理。

（一）机制变革

A 市第一人民医院从 2008 年 6 月起，参考南宁模式，在市委、市政府的支持下开展"药房托管"工作。A 市第一人民医院的药房托管工作的范围和权限是明晰的，即药品采购权和药房管理权外包。医院每个月列出基本用药目录及药品采购计划，经医院院务委员会批准后交由受托方进行采购，保证院方的用药需求。药房由 A 市第一人民医院门诊中、西药房交予受托方管理，受托方负责门诊中、西两个药房的药品进出及质量管理，保证两个药房的药品数量及账目相符，托管期间造成的药品缺失由受托方负责。①

药房托管的特点是实行"两权分离"和"三个不变"。"两权分离"是指药房所有权和经营权分离，所有权归医院，经营权交给受托方。"三个不变"是指医院药房的产权、药剂科的职能和药房人员身份不变。在药房托管工作的具体开展中，本着"两权分离"和"三个不变"原则，院方进行了一系列体制改革。

一是药品流通模式变革。药房托管以前的药品流通模式可以称为"一根线加一个圆"。"一根线"是指药品从药厂出厂到分级代理商再到医院，有多个环节，每个环节至少加价 7%。"一个圆"是指在医院内部药品出库需要多方打点。

例如要打点药房工作人员、医生、护士，以及统方工作人员。药品从生产到患者之间的环节太多。从医药公司到医

---

① 见 A 市第一人民医院药品采购及药房托管协议书。

院院长、分管院长、药剂科、各个科室，整个利益链太长。药房托管后，药品流通的周期大大缩短。几家受托方本身就是有实力的医药企业，代理众多医药品牌，同时，由企业出面向其他企业购买药品，得到的实惠更多。①

二是采购决策机制变化。药房托管的实质是药品采购权的外包。

在药房托管伊始，医院将采购权全部交给托管企业，运行一段时间后发现利润高的药品企业就倾向于多做，利润少的药品企业倾向于少做。在2年左右的时间里，医院收回了药品的目录制定权，每个月医院做药品采购目录，受托方负责药品的配送、实物保管等。②

仅将采购权外包（用药目录由院方制定）的意图在于斩断医院、医生在药品采购环节可能存在的利益链，最大限度挤压药品价格水分，让患者受惠，同时使得医院、医生不能直接介入药品采购，避免出现"红包""回扣"等商业贿赂风险。③

三是质量控制机制。药学部加大监管力度，2011年下半年成立了药品质量监控室，定期对库存药品进行检查，包括数量的核实以及药品质量抽查、药品保存的温湿度等。此外，医院设立了药品监督管理委员会，专门对药房托管工作进行监督。

---

① 根据2015年1月30日对广西太华医药有限责任公司M董事长的访谈记录整理。

② 根据2015年1月20日对A市第一人民医院药学部P主任的访谈记录整理。

③ 根据2015年1月22日对A市第一人民医院G院长的访谈记录整理。

四是监督机制。在医院内部，医院增设采购部，负责联系药品采购工作，药事管理与药物治疗学委员会负责制定用药目录、审批购药和指导用药，药剂科负责采购计划的使用管理。同时医院从医务部和纪委抽调干部到药剂科交叉任职，加强日常管理监督。在医院外部，A市建立起一套三级监管体系：医院药房托管工作小组、卫生局监管小组和市纪检监察机关，三方确保药房托管工作沿着正常轨道前进。

（二）服务绩效

从社会效益来看，药房托管后，患者药费开支、医院业务量、药占比以及临床药学工作均得到改善。一是该院在门急诊处方和住院药费上让利5%，减轻患者负担。据统计，截至2012年6月，药房托管4年后该院在门急诊处方和住院药费上让利患者2500多万元。2014年一年药房托管工作让利患者药费1356.6万元。二是医院的业务量明显增加。与2008年相比，2011年该院门急诊诊疗914021人次，增长8.1%；住院病人43141人次，增长32.6%。与2008年相比，2014年该院门急诊诊疗1239929人次，增长46.6%；住院病人54566人次，增长67.7%（见表5-3）。三是在药占比方面，实施药房托管试点工作后药占比明显下降，从2008年以后药占比始终保持在40%以下（见表5-4），低于广西壮族自治区卫生厅关于全区三级医院药占比不超过42%的要求。四是临床药学工作明显推进。药剂科人员由药品"采购员"向药品采购"监督员"和药品使用"服务员"转变。五是员工的福利待遇上升，药房托管后医生明面的收入大幅提高。

表5-3　A市第一人民医院运营情况

年份	门急诊 （人次）	增长率 （%）	住院 （人次）	增长率 （%）
2008	845532		32535	
2011	914021	8.1	43141	32.6
2014	1239929	46.6	54566	67.7

注：2011年、2014年门急诊和住院增长率均以2008年为基数。
资料来源：A市第一人民医院信息科。

表5-4　A市第一人民医院药占比（2005—2014年）

单位：%

年份	药占比	年份	药占比
2005	43.25	2010	39.85
2006	42.18	2011	37.97
2007	41.85	2012	缺失
2008	36—37	2013	37.8
2009	39.55	2014	37.8

资料来源：A市第一人民医院信息科。

从经济效益来看，医院和药企都得到了实惠。

一方面，通过集中采购，药企实现了规模经济，获得了利润。药房托管利用的是医药市场的充分竞争，该模式又反作用于市场集中度。2007年，供货商数目在60家左右，市场竞争激烈。2008年，供货商数目有50多家，这一年下半年开始试行药房托管。① 2009年，供货商数目不到40家，药房托管后5000元以下的小供货单位很少见了。2010年，供货商数目下降到18

_____

① 医院药剂科的信息系统统计是从2007年开始。

家，三家托管企业的进货金额占据总金额的"半壁江山"。2011年，供货商数目进一步下降到13家，三家托管企业进货金额占到当年总金额的99.04%。2012年，供货商数目稳定在14家，三家托管企业进货金额占到当年总金额的99.16%。2013年，供货商数目升为21家，三家托管企业进货金额占到当年总进货金额的87.47%。2014年，供货商数目在16家左右，三家托管企业进货金额占到当年总进货金额的65.62%（见表5-5）。2007—2014年药品进货总额的大幅攀升伴随着供货商数目的锐减（见图5-2）。

表5-5 2007—2014年三家托管企业进货金额占比

单位：%

年份	TH占比	LZ占比	GY占比	合计
2007	—	27.58	25.14	52.72
2008	—	17.25	31.87	49.12
2009	45.23	13.00	35.40	93.63
2010	42.85	20.35	35.75	98.95
2012	39.93	29.62	29.61	99.16
2013	40.32	20.45	26.70	87.47
2014	38.73	1.22	25.67	65.62

资料来源：A市第一人民医院药品来源情况汇总。

另一方面，医院得到了发展。改革通过带量采购、现金结算压缩医生受贿空间，将利润截留在医院层面。将供货商的数目由多个减少到几个，使得采购量上升，量价匹配，降低药品采购价格和药品的物流成本。通过托管压缩利润空间，减少商业贿赂，将中间利润截留在医院层面，使医院获得更大的发展资金。

从管理水平来看，药房托管使管理水平显著上升。一方面，

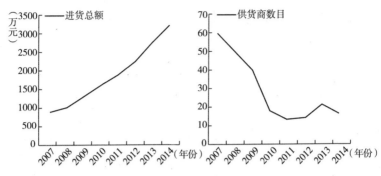

图5-2 A市第一人民医院药品进货总额和供货商数目对比

通过企业的精细化管理，药品的保存、管理有了长足进步。

> 在药房托管以前，药房管理和药库管理不规范，甚至医院内部盘点都不清楚。药品过期、工作人员偷药现象时有发生，导致每年药品损耗几百万元。[①]

> 药房托管后，药品在离开药房之前所有权属于药企，药品的丢失、过期损失由药企承担，因此，受托方在药房和库房药品安装了多个摄像头，并定期盘点。之后药品丢失减少，药房管理也日趋规范。TH医药企业在A市第一人民医院常年设有6个仓库管理员、1个内勤、4个门诊药房工作人员。[②]

药企能够做好药房管理，这是产权明晰带来的好处。另一方面，医院的药剂科人员把精力集中于用药安全和合理用药方面，促进了临床药学工作。A市第一人民医院药学部下设2个科室：

---

① 根据2015年1月30日对广西太华医药有限责任公司M董事长的访谈记录整理。

② 根据2015年1月22日对广西太华医药有限责任公司L经理的访谈记录整理。

药剂科和临床药学科。临床药学科与合理用药直接挂钩。合理用药是指安全、有效、经济地使用药物。优先使用基本药物是合理用药的重要措施。2008 年 1—12 月，临床药学科共检查处方32238 张，点评不合格处方1393 张。可见，药房托管有效提高了药房和药学工作的管理水平。

六　C 市门诊药房社会化改革

（一）机制变革

C 市门诊药房社会化改革是针对医疗机构补偿机制进行的改革政策，实行门诊药房与医院脱离，具体体现在以下三个方面。第一，人事制度改革，试点医院门诊药剂人员与医院脱离，由事业编制划归企业编制。第二，试点医院门诊药房以出租的方式进行脱离。通过协议和正式合同的签订，2002 年 12 月底基本完成门诊药房从医院脱离成为药品零售企业的关键实施步骤。15 家试点医院出租门诊药房，按照位置、面积，租金从 3 万元到 60 万元不等。5 家药品经营企业参与门诊药房脱离的接收工作，青海省医药有限公司和青海省九康医药保健品公司分别负责 5 家和4 家，占全部门诊药房年销售额的 43％ 和 41％。第三，保障机制包括青海省改革药品集中招标采购工作，对临床使用的药品及一次性医用材料进行集中招标采购以降低药价。综上，门诊药房从人事制度、管理制度和配套政策进行了一系列调整。

（二）服务绩效

从社会效益来看，喜忧参半，但忧多于喜。一方面，青海省对临床使用的药品和一次性医用材料进行集中招标采购，降低了药价，配合三项试点改革，医院的合理用药水平明显提高，药占比明显下降，省级医疗机构药品收入占总收入比重由原来的70%下降到2004年的49%以下。另一方面，改革面临重重困境。①改革利益调整不均衡，划归药企的职工平均收入下降，福利待遇、职工的社会保障、职称评定等相关切身利益无法保障，人员情绪不稳定，工作不积极。②医药分开，医生受益少。C市门诊药房社会化使医生产生了抵触情绪，他们不开贵药，用抗生素时只使用青霉素，直接导致门诊药房收入下滑，给改革造成进一步的困难。③药价不降低、报销手续烦琐，患者受益少。药品价格并未降低，因此患者看病费用没有减少。此外，购药时开具的是企业发票，给患者的医疗报销带来极大困难。④医院药事工作如临床药学、药物经济学等药学工作处于停滞状态，安全用药、合理用药、经济用药缺乏有效保障。总体来看，社会效益不佳。

从经济效益来看，困难大于进展。第一，财政补贴不到位，医院受益少。15家试点医院门诊药房社会化3年后，按照2001年的测算，门诊药品收入损失11272万元，全年财政应补贴3508.4万元，但来自政府的财政补贴迟迟不到位。由于财政补偿不足，医院经营面临严重困难。第二，门诊药房利润空间小，企业受益有限。由于医院的门诊药房利润空间本来就不大，加之管理成本高，门诊药房纯收入占整个医院的纯收入比例较低，对企业来说利润不高。企业经营的门诊药房实际效果远远低于预期。企业前期投入巨大，因此药品价格下降不明显。第三，债务无妥善处理办法。由于购药欠款、基建欠款以及银行贷款，医院截至2001年共有债务57117万元、债券

4198 万元。总体来看，经济效益极差。

从管理水平来看，试点问题集中在经济效益下滑和各方利益群体的不配合，因此关于试点医院门诊药房的管理水平是否提高的有关资料不多。但通过访谈可以发现，当时的监管仍然存在较大的漏洞。一是商业贿赂和腐败的监管漏洞。二是药品质量的监管漏洞。药品质量是治疗效果的重要保障，在药品流通领域监管不完善的情况下，将门诊药房从医院剥离出来，将质量监管职能划归医药企业，就会面临严峻的药品质量风险。

按照损益补偿原则，改革的补偿没有来源，最后 C 市门诊药房社会化改革不了了之。

第五节　案例间比较

一　各案例分析结果汇总与讨论

从组内案例来看，第一，公—公模式中 A 市医疗集团案例表现出较好的资源再配置能力，通过医疗集团的建立，市第三人民医院和 ML 镇中心卫生院得到了发展，提高了医疗服务的供给能力，统筹了城乡卫生发展，取得了良好的社会效益。从经济效益来看，随着就诊人数的增多和住院患者的增多，医疗集团的建设给各子系统带来了较好的经济效益。从管理方面来看，各成员单位更加重视人性化管理、精细化管理。因此，整体上看，A 市医疗集团的成立对服务绩效的提高是有好处的。C 市药管中心的案例虽然表现出一定的社会效益，但经济效益和管理水平还有待商榷。因此，该模式对服务绩效的提高表现一般。

第二，公—私模式中的凤凰医疗集团托管 M 区医院的案例中，M 区医院的诊疗能力显著提高，从第三方机构的评估结果来看，取得了较好的社会效益，老百姓满意度不断上升。从经济效益来看，随着诊疗人次和手术人次的增加，M 区医院的收入显著增长，同时药企也从托管管理费和采购中获得了利润。从管理上看，通过企业化的管理方式管理医院，更加重视成本管理和绩效管理是托管的特色。整体来看，凤凰医疗集团托管 M 区医院对服务绩效的提高是有好处的。A 市第一人民医院药房托管的案例带来了社会效益、经济效益和管理水平的提升，因此该模式对服务绩效的作用较好。

第三，民营化模式中的宿迁医改一直处于争议当中，需要肯定的是，在医改中对医疗和公卫实行分管分策是有效的。宿迁的实践证明民营医疗机构可以办好医疗服务供给工作，政府对公共卫生责无旁贷，市场和政府能够在各自的领域发挥作用。整体来看，宿迁市医院民营化改革对服务绩效是有促进作用的。C 市门诊药房社会化是典型的政策设计和执行效果出现偏差的案例，在社会效益、经济效益和管理水平方面均没有表现出改进，因此该模式对服务绩效的改进效果较差。

综上所述，从组内案例的对比来看，同一模式下的服务供给存在绩效差异，服务属性可能对医疗绩效产生影响。按照社会效益、经济效益和管理水平提升三个方面的得分，改进为 1 分，无改进为 0 分，对上述案例绩效得分进行汇总，然后按照得分对案例进行等级排序，分为优（3 分）、良（2 分）、中（1 分）、差（0 分）四个档次，得分汇总如表 5-6 所示。在公—公模式中，两个案例分别得到优和中的成绩；在公—私案例中，两个案例同时得到优的成绩；在民营化案例中，两个案例分别得到优和差的

表 5 - 6　案例机制变革与服务绩效

		机制变革	社会效益	经济效益	管理水平	合计	等级
公一公模式	A 市医疗集团	"合作共建"、"托管"，人财物在纵向上加强流动	1	1	1	3	优
	C 市药管中心	"三权分离"，即采购权、结算权、人员管理权由医院转移为政府平台，"财政权"上移	1	0	0	1	中
	凤凰医疗集团托管 M 区医院	"五变八不变"，进行管理体制、决策机制、运行机制、监管机制，投入机制变革，企业加强成本控制	1	1	1	3	优
公一私模式	A 市第一人民医院药房托管	"两权分离，三个不变：药品所有权和经营权分离，药房产权、药剂科职能和药房人员身份不变。进行流通机制，采购决策机制、质量控制机制和监督机制改革，企业加强成本控制	1	1	1	3	优
民营化模式	宿迁市医院民营化改革	"管办分开，医防分设，医卫分离"，补偿供、需两方	1	1	1	3	优
	C 市门诊药房社会化改革	人事制度改革：药剂科事业编制划归企业编制；药房脱离医院进行社会化改革；配套机制，如集中招标投标等	0	0	0	0	差

成绩。可见，同一模式下服务绩效表现出不同的差异，说明模式本身不对服务绩效必然产生直接影响，换句话说，服务绩效的差异不是供给模式的直接作用带来的。

从组间对比来看，服务绩效表现较为稳定的是公—私模式中的两个案例，绩效表现出差异的是公—公模式中的两个案例，绩效差异较大的是民营化模式中的两个案例。其中，C市药管中心的案例在经济效益和管理水平方面表现欠佳。C市门诊药房社会化改革则在社会效益、经济效益和管理水平三个方面全部失效，说明作为公共服务链条上的药房服务完全进行私有化改革，政府或公共部门不再承担任何财政补贴、监管的职责，其服务绩效是难以保证的，改革的结果不仅损害原有医疗机构的利益，而且损害了老百姓的用药权益，也加重了企业的运行负担，并造成企业对政府的不信任。

在四个表现优秀的案例中，我们能发现一些有规律的共性，在不同模式下，机制变革顺应组织需要就会表现出良好的服务绩效。

第一，政府和市场各司其职，通过优势互补完善组织绩效。在凤凰医疗集团托管M区医院的案例中，产权归政府，但实际的办医任务由企业完成。一方面加强了成本管理，如降低采购价格；另一方面增加了医疗服务投入，如完善医院硬件设施和增加设备等，企业在获得利润的同时提高了医疗服务的供给能力，提升了百姓满意度，政府也通过支付管理费的形式对其实行监管职能而不再作为直接的办医主体。在宿迁市医院民营化改革的案例中，医疗和公共卫生分开，民营企业提供医疗服务、政府承担公共卫生责任，将有限的财力投入公共卫生领域是宿迁医改成功的重要原因之一。实现从"补"到"养"的转变，将采用行政拨款的方式"养"供方转变为政府购买的方式"补"供方，机制不同，效果大不一样。

第二，补偿机制到位是服务绩效提升的重要保障。在民营化模式的两个案例中，补偿机制到位与否是决定改革成败的关键因素。在宿迁市医院民营化改革中，拍卖医院得到的4亿多元进入了公共卫生的"盘子"。将有限的财政资金投入公共卫生领域，用政府全额支付的方式补偿乡镇卫生院的发展缺口。因此，公共卫生事业从过去的边缘状态重新回归到中心位置。此外，政府通过完善医疗保险制度补需方，降低老百姓的就医成本，减轻医疗负担。政府还通过奖励或入股的办法，补偿民营医疗机构，以同时达到对其激励和监管的目的。合理的补偿机制设计是宿迁市医院民营化改革能够成功的重要原因。从C市门诊药房社会化改革来看，补偿机制不到位最终导致改革失败。在"三项试点"政策背景下，C市门诊药房社会化改革是将门诊药房和医院彻底分家的一次失败尝试，虽然改革前计算了医院的债务成本、改革成本，但在没有解决补偿机制的前提下发动改革难以取得预期成效。从医院方面看，由于失去了门诊药房的收入，政府的财政补偿迟迟不到位，医院运转困难。从医药企业来看，承接医院门诊药房的实际运行效果与预期相比大打折扣，但由于前期投入成本和合同签订的限制，加之无额外的补偿，企业不再有动力继续参与试点改革。从医院的药学工作来看，停滞不前甚至倒退了。改革中将药剂科的事业编制人员划转为企业编制，药学研究和合理用药工作同时被划拨到医疗企业，但转制人员的工作动力不足和医药企业对该部分工作不重视，药学研究和合理用药工作受到不良影响。对于转制中人员安排的补偿不合理是造成该问题的重要原因。

第三，成本控制机制是改革中非常重要的环节。在公—私模式中，我们很容易发现企业的成本控制机制在改革前后发挥巨大的作用。存在一定的利润空间是医疗机构得以继续运行的前提条件，成本控制能够提升利润空间。从凤凰医疗集团托管 M 区医院的案例来看，成本控制是非常重要的环节。凤凰医疗集团有举办多家医疗机构的基础和条件，因此在药品和器材采购方面具有优势，大大降低了采购成本。此外，凤凰医疗集团还设置了专门的财务总监岗位对医院的运行成本实行严格管控。在 A 市第一人民医院药房托管的案例中，通过对药企董事长和总经理的访谈，笔者发现提高管理水平是企业降低成本的有效方式。一方面在药品采购中通过带量采购，与药企谈判压低药品价格，增加利润空间；另一方面在药房管理中严格控制药品的质量和数量，将由于过期、丢失、保存不当等造成的药品损失降到最低。可见，在医疗服务链条中，企业能够发挥成本控制的优势。纵观整个医疗产业链，医院是医疗服务绝大部分需求实现的平台，医院运行模式的变革将深刻影响药品定价机制，用民营企业采购药品是对定价机制的一种倒逼。

第四，将核心职能留在组织内部、将非核心职能进行外包是绩效改进的保障。在 A 市第一人民医院药房托管的案例中，合理用药职能和药剂人员仍留在医院内部，因此重要的药学研究和药事服务，即药剂科的核心职能不受影响。托管的是药房的日常管理和采购。企业对药房实行严格的盘点、清算、质量监管，药品出入库的盘查管理，避免了过去医院管理中药品过期、保存不当、丢失等造成的药品损失。此外，通过三家企业的集中采购，发挥了规模经济的优势，将采购成本降低，截留中间利润用于医院层面发展。可见，药房服务的核心职能留在医院，而将容易监管的职能外包给企业，是绩效改进的保障。访谈资料也证实了这个观点：

> 我国很多地方在药房托管同时包含了"药学托管"，后面又收回来。在药学研究中，医务人员是非常重要的一块，如果进行药学托管，那么医院的合理用药没人监管、药学作为学科没有发展，失去了药物不良反应监测、临床使用监督以及药品质量提高的功能等。因此，把药学托管是药学作为学科发展的一种倒退。①

二　案例研究的结论、意义与不足

本章多案例研究的结论如下：一是服务供给模式对服务绩效不起直接作用，服务属性影响服务绩效。不同服务供给模式表现出不同的绩效水平，同一服务供给模式下的不同案例也表现出不同的服务绩效水平，说明服务供给模式本身与服务绩效没有固定的关系，并不能得到哪种模式能够提高服务绩效的结论。二是服务供给模式通过机制变革对绩效产生影响，因此供给模式发挥的是调节作用。案例研究发现，通过引入企业的方式能够进行有效的成本控制，进而提高服务的经济效益。通过补偿机制变革能够满足改革利益相关方对深入改革的支持和信心，进而有利于改革的进行。三是改革的顶层设计能够影响服务绩效。政府和企业权责的清晰划分以及核心与非核心职能的划分，是顶层设计中必须首先解决的改革范畴问题。如哪些是核心职能，必须保留在政府

---

① 根据 2015 年 1 月 20 日对 A 市第一人民医院药学部 P 主任的访谈记录整理。

或公共组织内部，哪些是非核心职能，可以交由市场主体供给，即使完全民营化的宿迁医院也没有脱离政府的监管。四是供给模式的改革核心是政府和市场机制的配合问题，政府主要解决公平问题，市场主要解决效率问题，设定合理的投入—回报机制是改革得以继续进行的动力。

本章的六个案例研究覆盖了医疗服务和药事服务两个领域公—公、公—私、民营化三类供给模式，因此具有代表性和普遍性，但也存在不足。第一，案例数量不足。每个案例仅针对一个领域的一个模式，因此案例的数量稍显不足，今后将搜集每个领域每种模式下的更多案例，例如从中、东、西地域考虑，从一级、二级、三级医疗机构级别和规模考虑，从地方政府能力考虑，等等。第二，案例中涉及产权变革的数量不多。本章产权变革带来的服务供给模式的变化仅有宿迁市医院民营化改革和C市门诊药房社会化改革两个案例。但实际上，医院民营化改革中被政府回购的案例还有许多，C市门诊药房社会化改革发生的时间也相对久远。因此，选择那些产权变革更加多样化和更具有时效性的案例，也是本研究进一步深化的一个方面。第三，机制变革与绩效之间的具体关联还有待检验。本章涉及多个机制变革，每个机制变革在多大程度上对服务绩效的三个维度产生了影响，希望后续研究能够加以实证检验。

本章小结

本章通过多案例分析方法回答了医疗服务供给模式作用于服务绩效的机制问题。笔者选择医疗服务和药房服务两个领域，对公—公、公—私、民营化三类服务供给模式的六个案例进行研究，通过实地调研获得的一手数据和搜集的二手数据，对每个案例的基本情况、机制变革和服务绩效进行分析。服务绩效的评价体系采用的是 Lentz（1957）提出的三个绩效评价维度：社会效益、经济效益和管理水平。然后对每个案例进行打分，每个绩效维度为1分，改进为1分，无改进为0分，这样分出优（3分）、良（2分）、中（1分）和差（0分）四个档次。然后结合具体的机制变革，例如补偿机制、成本控制机制、政府和企业的权责划分、核心与非核心职能的划分，分析机制变革与服务绩效之间的关系。分析结果表明：①供给模式对服务绩效没有直接作用。②供给模式通过机制变革作用于服务绩效，因此模式本身发挥的是调节作用。③必须加强改革的顶层设计，厘清政府和市场的权责关系、核心与非核心职能，才能有效进行供给模式选择的决策。④政府要解决公平问题，市场要解决效率问题，政府和市场各司其职，产权明晰、治理结构合理、监督有力，才能提高服务绩效。本章也从案例分析的角度印证了第三章的分析结论："产权不对绩效产生直接影响，而是起调节作用。"从案例分析的角度对第四章"供给结构与服务绩效"间的作用机制进行了讨论。

第六章　研究结论与对策建议

第一节　主要结论

本书的核心目的是从实证分析的角度研究医疗服务供给中社会力量的作用。通过历史发展脉络和当下宏观制度环境的分析，经过问卷调查结果的因子分析和广义线性模型分析，基于面板数据的宏观层面的定量分析，以及探索性多案例分析，本书得出如下主要结论。

第一，从文献综述和历史脉络梳理来看，本书对我国医疗服务供给中社会力量作用的绩效评估具有重要意义。从一般公共服务理论的沿革和我国医疗服务供给模式的改革来看，通过引入市场力量扩大医疗服务供给的战略正处于西方经历过的市场化阶段。为了避免改革走"回头路"或者及时调整宏观政策，这一阶段对于社会力量作用的实证分析需要重视绩效评估。从我国的宏观制度环境来看，现行的补偿机制、定价机制和支付制度交互作用造成的医、患、药、保四方的深层次矛盾是医疗服务供给改革必须面对的体制障碍。就我国医疗服务供给结构现状来看，社会力量发挥作用的空间受限，主要表现为人员、技术、进入路径、内部的运作规范问题，以及外部的政策环境和社会环境的不确定性。因此，从定量和定性两个角度，对社会力量在医疗服务供给中发挥的作用进行实证分析具有理论和现实意义。

第二，从微观层面来看，不同产权性质的医疗服务机构具有不同的绩效表现。笔者利用"中国城市公共服务与治理研究"调查问卷的医疗部分数据，从就诊样本的角度评价不同产权性质的医疗机构在绩效表现上的差异。分析结果发现，住院样本倾向选择国有、更高级别的医疗机构就诊，门诊样本在国有医疗机构和私营医疗机构中均有分布，私营医疗机构中以诊所（卫生所、医务室）为主。通过独立样本 T 检验、因子分析，发现国有医疗机构和私营医疗机构在质量、成本和报销比例上呈显著性差异，国有医疗机构的服务质量更好，成本更高，报销比例也更高，但私营医疗机构在就诊流程和服务态度方面表现更好。广义线性模型分析结果表明，当以满意度作为因变量时，医疗机构的性质与成本的交互作用影响满意度，说明不同产权性质的医疗机构具有不同的成本特征，进而影响了服务满意度。可见，在我国医疗服务供给中，社会力量中非常庞大的群体是以诊所为代表的医疗机构，其作用是方便百姓就医，同时以低廉的价格、便捷的流程和良好的服务态度为特征。

第三，在宏观层面，医疗服务的供给结构对服务绩效产生影响，民营医院占医院总数比例越高，医院服务生产效率越高，特别是一级医院效率提高十分明显。通过构建 2010—2016 年我国除港、澳、台外 31 个省（自治区、直辖市）的面板数据，用 MaxDEA 分别计算我国医院服务生产效率和 Malmquist 指数，然后以民营医院数量占医院总数的比例、民营医院床位数量占总床位数的比例作为供给结构的测量指标，讨论供给结构和生产效率在医院整体、三级医院、二级医院、一级医院层面的关系。通过 Tobit 回归分析和面板固定效应模型，结果发现，供给结构与医院生产效率呈正相关。从宏观层面的实证分析结果来看，"十二五"以来我国医疗服务供给中引入社会力量的政策提高了民营医院的数量占比。民营医院占比的提高带来了整体医疗服务生产效率的提升，特别是在一级医院层面。

第四，从中观层面来看，供给模式通过机制变革作用于服务绩效。笔者选择了医疗服务和药事服务两个社会力量进入最频繁的领域，以公—公、公—私、民营化这三类不同程度的供给模式为标准，选择了六个典型案例。分析结果发现，同一种供给模式具有不同的绩效表现，不同的供给模式也表现出不同的绩效水平，说明供给模式本身与服务绩效并没有固定关系。服务供给模式通过机制变革对服务绩效产生影响。那些越能清晰划定政府及市场的边界和职能的机制变革，绩效水平（包括社会效益、经济效益和管理水平）越高。一般来看，社会力量进入医疗服务供给领域能够进行更严格的成本控制。此外，顶层设计的加强需要政府解决公平问题和合理补偿问题、市场实现效率问题，社会力量在医疗服务供给中的作用发挥需要相应的制度环境和内部的有效管理，二者缺一不可。

从回应本书的研究问题角度来看，医疗服务供给中社会力量的作用是有限的。公共服务供给模式讨论的本质问题是公平和效率的关系，学术讨论围绕政府供给机制和市场供给机制进行，具体的表现形式是政府直接供给抑或服务供给模式多元化。一般认为，政府供给机制更加注重公平，市场供给机制更加重视效率，因此在公共服务供给中引入社会力量的目的是改善公共服务的供给效率，无论数量还是质量都要得以提升。我国在医疗服务供给领域引入社会力量的改革实践已经进行多年，本书从实证分析的角度讨论了医疗服务供给中社会力量的作用，研究发现：在微观层面，社会力量办医疗机构在物理质量方面表现较好，但在技术质量方面表现欠佳；在宏观层面，社会力量举办医疗机构数量的提升仅带来了一级医院服务供给效率的提高；从中观层面来看，我国社会力量作用的发挥依赖于公立医疗机构，独立发挥作用的空间有限。因此，从效率的角度来看，我国医疗服务供给中社会力量的作用是有限的。

第二节 对策建议

从我国医疗服务供给模式的发展历程看，从全部由国家和集体举办的公立医疗机构供给到全面的市场化改革，再到政府购买服务和引入社会力量相结合的改革策略，我国确立了医疗服务供给模式多元化改革的战略方向，将政府责任和市场机制相结合，通过政府责任回归提高医疗服务的公平性和可及性，通过社会力量的引入改善医疗服务供给的质量和效率。基于实证研究的结论，笔者对在我国医疗服务供给中更好地发挥社会力量的作用提出如下建议。

一 加强顶层设计和政策研究，深化公立医院改革

第一，公平是改革的原则，成本可控是改革得以深入的保障。我国医疗服务供给中引入社会力量需要注意的问题包括：一是对服务公平性的考量，不但包括公立医疗机构和非公立医疗机构在政策优惠和财政补贴方面的公平对待，更重要的是保障社会弱势群体在医疗服务供给模式多元化改革中的利益不受损。二是对服务总成本的计算。在多元化改革实践中，医疗服务的供给方

式多元化势必带来政府管理成本的提高，需要确定合理的成本分摊机制。第二，深入调查研究，总结实践经验。在实践领域，通过典型案例分析可见，社会力量已经进入医疗服务供给领域，并在全国许多地方推行。今后，相关部门尚需深入调查研究，剖析改革成败的关键要素，探讨改革对公平、质量、成本带来的影响，加强顶层设计。第三，深化公立医院改革，释放改革红利。公立医院仍然是我国医疗服务供给的主体力量，公立医院改革是医疗服务供给体制改革的重点，担负着医疗服务公平性和可及性的重要任务。一方面要着手于财政补偿机制、医疗服务定价机制、医疗费用报销机制等外部机制改革，另一方面要加强医院计划、组织、人事、领导、控制等内部管理体制改革，从内、外两个方面提高我国公立医疗机构的供给能力和水平。

二 根据医疗服务属性确定供给主体与方式，将政府、市场和社会力量相结合

第一，从公共经济学的角度来讲，与公共卫生这类性质明确的公共物品不同，医疗服务具有准公共物品属性。作为一种具有私人物品属性的服务，医疗服务采用市场化的供给方式是可行的。同时作为一种具有外溢性的准公共服务，医疗服务采用政府供给的方式也是可行的。第二，从政府理论来讲，医疗服务存在市场失灵现象，因此必须存在政府供给。一方面由于医患双方信息不对称性导致市场失灵，另一方面社会弱势群体和偏僻地区的医疗服务供给存在市场真空，出现不公平性问题，因此由政府供给解决市场失灵也是必要的。此外，医疗服务作为一种"软服务"，不同于供水等"硬服务"，服务产出的绩效难以衡量，因

此该服务的供给对于外部规制的要求较高，需要政府监管。第三，医疗服务是一种专业性的基于知识密集型的服务，提高医疗行业自律能力和医疗机构专业内部管理能力，对医疗服务绩效提高的作用更为直接。可见，医疗服务的属性决定了其供给中的多重主体，政府、市场和社会力量的结合有助于实现公平及效率、管理水平的提高。实证研究发现，社会力量在成本控制、人员激励、就诊流程、服务态度等方面较公立医疗机构有优势，但在医务人员水平、规模、政府投入方面相对落后。社会力量和公立资源实现优势互补是未来医疗服务供给模式选择的一个方向。

三　以规划先行，构建多元化发展的供给格局

第一，明确公立医疗机构和非公立医疗机构在市场中的定位。在规划与准入中破除行政干预，发挥市场配置资源在非公立医疗机构发展中的决定性作用，政府在确保基本医疗供给的普遍性和公平性的基础上，鼓励社会力量自由办医，引导其在妇幼、康复、老年护理等方面加强建设。第二，分类实施不同价格机制和补偿机制。针对非公立医疗机构中存在非营利性和营利性的机构分类，对非营利性机构实行"执行政府指导价"政策，由政府出资购买医疗服务。对营利性机构采用灵活定价机制，实现补偿机制的同时可由政府采购基本医疗服务和患者个人购买非基本医疗服务，扩大非公立医疗机构进入定点医疗的覆盖面。第三，建立声誉评价机制。尝试打造政府层面的声誉评价平台，实现医疗知识、医疗服务提供方、患者就医体验等信息共享，用信息化的方式倒逼医疗机构提高竞争意识和服务质量。通过完善市场环境，鼓励公立医疗机构和非公立医疗机构健康有序地开展医疗服

务、生产活动。

四 将综合配套政策改革和提升政府能力相结合，为社会力量进入的多元化格局提供制度保障

第一，完善配套政策，制定管理细则。加快落实鼓励社会力量兴办非公立医疗机构的各项措施，例如在税收政策方面，降低非公立医疗机构所得税、延长新办非公立医疗机构的免税期限。在人才建设方面，探索破除公立医院垄断，尽快实现卫生技术人员多点执医。在财政投入方面，明确非公立医疗机构的"补偿标准"细则，扩大医疗保险覆盖非公立医疗机构的范围。制定管理细则，通过建立准入机制、监管机制及退出机制对非公立医疗机构进行全过程规范管理。第二，加快公立医疗机构外部政策综合配套改革，扫清社会力量进入障碍。在公立医疗机构改革中，进行政府的财政投入机制、定价机制、补偿机制及报销机制等综合配套改革。明确产权，为社会力量进入公立医疗机构改革扫清障碍。第三，加强政府监管能力，肃清医疗行业执业环境，尤其是对医疗质量管理和医疗利润的合理空间进行核定。通过严格监管，重塑非公立医疗机构的社会信誉，打破舆论歧视。最终通过外部制度环境改善，激励公立医疗机构和非公立医疗机构共同发展。

通过上述措施进一步深化我国医疗服务供给模式多元化改革，通过市场力量的发挥提高供给效率进而降低供给成本，通过政府的直接供给提高基本医疗服务的可及性和全面保障弱势群体及偏僻地区的医疗权益，确保社会公平。医疗服务供给的责任主体是中央和各级地方政府，生产主体是国有医疗机构和非国有医

疗机构，供给方式的多元化不意味着责任的市场化。医疗服务责任主体和生产主体要各司其职，最终形成我国医疗服务供给方式多元化发展的良性格局。

第三节　创新、不足与进一步研究计划

本研究的创新点体现在两个方面。一是从理论方面来看，本研究是在理论、政策和实践背景下对医疗服务供给中社会力量的作用的最为综合和全面的研究。一方面，本研究系统拓展了医疗服务绩效的评价体系，在宏观分析层面将绩效评价拓展到医院服务生产效率，在中观层面的绩效评价包括社会效益、经济效益和管理水平，在微观层面的绩效评价包括服务质量、成本和满意度。对医院服务生产效率的分析在国内同类分析研究中较早，不同层次绩效评价体系也较为完备。另一方面，本研究弥补了医疗服务和药事服务两个领域的研究不足，利用供给模式的分类将社会力量进入最活跃的医和药这两个领域整合起来。二是从研究方法来看，本研究弥补了目前定量分析的不足，利用定量分析的方法从宏观和微观两个层面讨论服务供给模式和绩效的关系，在国内同类问题研究中较少。国内外关于医疗服务供给多元化的研究，较少对供给模式本身进行测量，本书针对供给模式，从宏观、中观和微观三个层面进行了系统的研究，研究较为深入。

本书的不足表现在以下几个方面。一是从理论来看，虽然用综合的理论分析框架讨论了当下我国医疗服务供给模式和服务绩效的关系及作用机制，但是针对最重要的公平性指标并未给予测量，而公平性指标是西方国家采用逆市场化策略的重要因素之一。二是从数据来源看，由于受到数据的限制，研究过程和结论

还有待商榷。一方面，微观层面使用的"中国城市公共服务与治理研究"调查问卷发布于 2006 年，距今有十多年的时间，随着时间的改变，尤其在这十多年来社会力量进入高端的医疗服务领域以及参与公立医院改革的势头猛增的背景下，百姓赴不同产权性质的医疗机构就诊可能会产生不一样的评价。另一方面，宏观研究使用的医疗方面的数据由于缺乏公立医院和民营医院各自的床位数、卫生技术人员数以及政府财政投入等数据，未能分别计算公立医院的服务生产效率和民营医院的生产效率，也是本书的不足之一。

基于上述研究的不足，笔者发现还可以在以下几个方面对该问题展开更加深入和系统的分析。

一是在绩效测量上纳入公平性评价指标体系。本书的绩效评价虽然涉及服务的较多层面，例如服务质量、生产成本、生产效率、满意度和管理水平等，但缺少了公共服务的公平性的考量。这一方面是由于公平性的数据确实难以获得，另一方面也在于对公平性的测量本身就具有理论难度，需要下一步的研究工作加以巩固。此外，本书所采纳的不同分析层次的绩效指标间的关系是怎样的仍有待深入讨论。

二是在宏观层面的分析方面，学术前沿关于公立和民营医院的绩效差异研究比较丰富，一般遵循绩效差异—机制分析的思路进行。本研究利用数据包络分析方法计算医院服务生产效率，但由于缺少分产权性质投入方面的数据，并未对公立和民营医院的生产绩效分别做测算。这方面的数据尚未公开发表，一旦补足，对下一步的研究进展将有较大的贡献。

三是可以在微观层面对我国社会力量的现状进行更为细致的研究。例如，本研究只从省一级统计数据上对国有和民营医院的基本运行情况进行了数据统计分析。下一步的研究完全可以针对社会力量举办的医疗机构进行抽样，从其建设规模、人员结构、组织架构、政府投入等方面进行系统研究，对社会力量举办的医疗机构本身进行更加微观而具体的把握。

四是定量分析的研究层次也可以下沉到市一级，一方面对应本研究的多案例分析的研究层次，另一方面也能弥补本研究定量分析的不足。在市一级的研究中，可以进行时间序列的纵向对比分析，在封闭的分析单元内，在控制外部制度变量的前提下，着重分析产权变革的供给模式变化对服务绩效的影响及作用机制。

参考文献

一　中文文献

[1] 陈振明，2007，《加强对公共服务提供机制与方式的研究》，《东南学术》第 2 期，第 69—76 页。

[2] 陈振明，2008，《公共服务提供机制专题研究引言》，《东南学术》第 1 期，第 78—79 页。

[3] 成思危，2001，《认真开展案例研究，促进管理科学及管理教育发展》，《管理科学学报》第 5 期，第 1—6 页。

[4] 方毅、林秀梅，2012，《中国高技术产业研发的动态效率研究》，《数理统计与管理》第 5 期，第 761—770 页。

[5] 顾昕，2005，《走向有管理的市场化：中国医疗体制改革的战略性选择》，《经济社会体制比较》第 6 期，第 18—29 页。

[6] 顾昕，2006，《全球性公立医院的法人治理模式变革——探寻国家监管与市场效率之间的平衡》，《经济社会体制比较》第 1 期，第 46—55 页。

[7] 顾昕，2017，《走向协同治理：公立医院治理变革中的国家、市场与社会》，《苏州大学学报》（哲学社会科学版）第 19 期，第 31—40 页。

[8] 葛延风，2006，《医疗卫生领域不应该市场化》，《财经界》

第 6 期，第 85—87 页。

[9] 龚锋，2008，《地方公共安全服务供给效率评估——基于四阶段 DEA 和 Bootstrapped DEA 的实证研究》，《管理世界》第 4 期，第 80—90 页。

[10] 韩华为、苗艳青，2010，《地方政府卫生支出效率核算及影响因素实证研究》，《财经研究》第 5 期，第 4—15 页。

[11] 郝模，2012，《解决医、患、药、保四方问题，打破公立医院改革僵局，实现医改突破的政策建议》，《中国卫生资源》第 4 期，第 287—292 页。

[12] 黄柳，2014a，《凤凰医疗"务实"托管》，《中国医院院长》第 18 期，第 68—69 页。

[13] 黄柳，2014b，《PPP：践行已明，趋势所向》，《中国医院院长》第 23 期，第 56—59 页。

[14] 李向前、李东、黄莉，2014，《中国区域健康生产效率及其变化——结合 DEA、SFA 和 Malmquist 指数的比较分析》，《数理统计与管理》第 5 期，第 878—891 页。

[15] 励晓红等，2015，《补偿机制不变，现有医改措施将事倍功半》，《中国卫生资源》第 1 期，第 1—3 页。

[16] 宁晶、顾昕，2018，《供给侧制度竞争能否抑制医疗费用上涨？》，《财经问题研究》第 6 期，第 98—106 页。

[17] 舒奋、袁平，2012，《我国政府公共服务外包绩效影响因素的实证研究》，《浙江社会科学》第 8 期，第 40—45 页。

[18] 孙梅，2011，《缓解居民"因病致贫"："总额预付 + 按服务单元付费"组合支付方式预期效果之一》，《中国卫生资源》第 1 期，第 19—20 页。

[19] 孙梅等，2015，《从补偿机制入手，创立富有成效的中国

医改模式》，《中国卫生资源》第 1 期，第 75—77 页。

[20] 王箐、魏建，2012，《我国医院市场的竞争效果——基于省级数据的实证研究》，《经济科学》第 1 期，第 115—125 页。

[21] 王文娟、曹向阳，2016，《增加医疗资源供给能否解决"看病贵"问题——基于中国省际面板数据的分析》，《管理世界》第 6 期，第 98—106 页。

[22] 王朝昕，2011，《政府对医疗机构投入的若干选择及其效果》，《中国卫生资源》第 1 期，第 69—70 页。

[23] 王喆、丁姿，2018，《公共服务供给模式改革的多案例研究——以医疗服务为例》，《管理评论》第 3 期，第 264—272 页。

[24] 吴群红等，2014，《公立医院规制失效关键节点筛选研究——基于 TOPSIS 综合评价法》，《中国卫生政策研究》第 1 期，第 51—54 页。

[25] 许秀菊，2009，《公立医院补偿机制演变的研究》，《中国医院》第 6 期，第 27—31 页。

[26] 肖海翔、曹天舒、唐李伟，2014，《政府卫生支出健康效率测算及分析》，《中国卫生政策研究》第 11 期，第 71—77 页。

[27] 薛晓林主编，2017，《中国民营医院蓝皮书：中国民营医院发展报告（2016）》，社会科学文献出版社。

[28] 杨安华，2014，《政府购买服务还是回购服务？——基于2000 年以来欧美国家政府回购公共服务的考察》，《公共管理学报》第 11 期，第 49—58 页。

[29] 张宁、胡鞍钢、郑京海，2006，《应用 DEA 方法测评中国

各地区健康生产效率》,《经济研究》第 7 期,第 92—
105 页。

[30] 詹国彬,2009,《公立医疗机构民营化改革的模式及其比
较》,《公共管理学报》第 4 期,第 61—68 页。

[31] 詹国彬,2014,《公立医院民营化改革:模式、成效与风
险》,法律出版社。

二 外文文献

[1] Andersen, Bøgh Lotte, & Blegvad, Marianne, 2006. "Does Ownership Matter for the Delivery of Professionalized Public Services? Cost-efficiency and Effectiveness in Private and Public Dental Care for Children in Denmark," *Public Administration* 84 (1): 147 – 164.

[2] Andrews, Rhys, & Entwistle, Tom, 2010. "Does Cross-sectoral Partnership Deliver? An Empirical Exploration of Public Service Effectiveness, Efficiency, and Equity," *Journal of Public Administration Research and Theory* 20 (3): 679 – 701.

[3] Arrow, J. Kenneth, 1963. "Uncertainty and the Welfare Economics of Medical Care," *American Economic Review* 53 (5): 941 – 973.

[4] Bel, Germà, & Costas, Antón, 2006. "Do Public Sector Reforms Get Rusty? Local Privatization in Spain," *The Journal of Policy Reform* 9 (1): 1 – 24.

[5] Bel, Germà, & Fageda, Xavier, 2007. "Why Do Local Governments Privatize Local Services? A Survey of Empirical Studies," *Local Government Studies* 33 (4): 517 – 534.

[6] Bel, Germà, & Fageda, Xavier, 2009. "Factors Explaining Local Privatization: A Meta-regression Analysis," *Public Choice* 139 (1): 105 – 119.

[7] Bel, Germà, Fageda, Xavier, & Warner, E. Mildred, 2010. "Is Private Production of Public Services Cheaper than Public Production? A Meta-regression Analysis of Solid Waste and Water Services," *Journal of Policy Analysis and Management* 29 (3): 553 – 577.

[8] Bel, Germà, Hebdon, Robert, & Warner, E. Mildred, 2007. "Local Government Reform: Privatization and its Alternatives," *Local Government Studies* 33 (4): 507 – 515.

[9] Bel, Germà, & Miralles, Antonio, 2003. "Factors Influencing the Privatization of Urban Solid Waste Collection in Spain," *Urban Studies* 40 (7): 1323 – 1334.

[10] Bel, Germà, & Mur, Melania, 2009. "Inter-municipal Cooperation, Privatization and Waste Management Costs: Evidence from Rural Municipalities," *Waste Management* 29 (10): 2772 – 2778.

[11] Bel, Germà, & Warner, E. Mildred, 2008. "Does Privatization of Solid Waste and Water Services Reduce Costs? A Review of Empirical Studies Resources," *Conservation and Recycling* 52 (12): 1337 – 1348.

[12] Ben-Ner Avner, & Jones, C. Derek, 1995. "Employee Participation, Ownership and Productivity: A Theoretical Framework," *Industrial Relations* 34 (4): 532 – 554.

[13] Bjorvatn, Afsaneh, 2018. "Private or Public Hospital Ownership: Does it Really Matter?" *Social Science & Medicine* 196:

166 – 174.

[14] Boyne, A. George, 1998. "Bureaucratic Theory Meets Reality: Public Choice and Service Contracting in U. S. Local Government," *Public Administration Review* 58 (6): 474 –484.

[15] Boyne, A. George, 2003. "Sources of Public Service Improvement: A Critical Review and Research Agenda," *Journal of Public Administration Research and Theory* 13 (3): 367 – 394.

[16] Boyne, A. George, & Walker, M. Richard, 2010. "Strategic Management and Public Service Performance: The Way Ahead," *Public Administration Review* 70 (s1): s185 – s192.

[17] Bozeman, Barry, 1987. *All Organizations Are Public: Bridging Public and Private Organizational Theories*, Jossey-Bass.

[18] Brown, L. Trevor, & Potoski, Matthew, 2003a. "Contract-management Capacity in Municipal and County Governments," *Public Administration Review* 63 (2): 153 – 164.

[19] Brown, L. Trevor, & Potoski, Matthew, 2003b. "Transaction Costs and Institutional Explanations for Government Service Production Decisions," *Journal of Public Administration Research and Theory* 13 (4): 441 – 468.

[20] Brown L. Trevor, & Potoski, Matthew, 2003c. "Managing Contract Performance: A Transaction Cost Approach," *Journal of Policy Analysis and Management* 22 (2): 275 – 297.

[21] Brown, L. Trevor, & Potoski, Matthew, 2004. "Managing the Public Service Market," *Public Administration Review* 64 (6): 656 – 668.

[22] Brown, L. Trevor, Potoski, Matthew, & Slyke, V. David,

2006. "Managing Public Service Contracts: Aligning Values, Institutions, and Markets," *Public Administration Review* 66 (3): 323 – 331.

[23] Brown, L. Trevor, Potoski, Matthew, & Slyke, V. David, 2007. "Trust and Contract Completeness in the Public Sector," *Local Government Studies* 33 (4): 607 – 623.

[24] Brown, L. Trevor, Potoski, Matthew, & Slyke, V. David, 2008. "Changing Modes of Service Delivery: How Past Choices Structure Future Choices," *Environment and Planning C: Government and Policy* 26 (1): 127 – 143.

[25] Brown, L. Trevor, Potoski, Matthew, & Slyke, V. David, 2010. "Contracting for Complex Products," *Journal of Public Administration Research and Theory* 20 (s1): i41 – i58.

[26] Brown, L. Trevor, Potoski, Matthew, & Slyke, V. David, 2016. "Managing Complex Contracts: A Theoretical Approach," *Journal of Public Administration Research and Theory* 26 (2): 294 – 308.

[27] Chang, Hsihui, Cheng, Mei-ai, & Das, Somnath, 2004. "Hospital Ownership and Operating Efficiency: Evidence from Taiwan," *European Journal of Operational Research* 159 (2): 513 – 527.

[28] Coase, H. Ronald, 1937. "The Nature of the Firm," *Economica* 4 (16): 386 – 405.

[29] Cochrane, A. L., Leger, A. S. St, & Moore, F., 1978. "Health Service 'Input' and Mortality 'Output' in Developed Countries," *Journal of Epidemiology and Community Health* 32

（3）：200 – 205.

[30] Cohen, Steven, 2001. "A Strategic Framework for Devolving Responsibility and Functions from Government to the Private Sector," *Public Administration Review* 61 （4）：432 – 440.

[31] Cohen, Steven, & Eimicke, William, 2008. *The Responsible Contract Manager：Protecting the Public Interest in an Outsourced World*, Georgetown University Press.

[32] Davies, Steve, 2007. *Politics and Markets：The Case of UK Municipal Waste Management*, School of Social Sciences, Cardiff University, Working Paper .

[33] Denhardt, B. Robert, & Denhardt, V. Janet, 2000. "The New Public Service：Serving Rather Than Steering," *Public Administration Review* 60 （6）：549 – 559.

[34] Ferris, M. James, & Graddy, Elizabeth, 1991. "Producion Costs, Transaction Costs, and Local Government Contract Choice," *Economic Inquiry* 29 （3）：541 – 554.

[35] Fornell, Claes, et al. , 1996. "The American Customer Satisfaction Index：Nature, Purpose, and Findings," *Journal of Marketing* 60 （4）：7 – 18.

[36] Girth, M. Amanda, et al. , 2012. "Outsourcing Public Service Delivery：Management Responses in Noncompetitive Markets," *Public Administration Review* 72 （6）：887 – 900.

[37] Hansmann, Henry, 1980. "The Role of Nonprofit Enterprise," *The Yale Law Journal* 89 （5）：835 – 901.

[38] Hefetz, Amir, & Warner, E. Mildred, 2004. "Privatization and Its Reverse：Explaining the Dynamics of the Government

Contracting Process," *Journal of Public Administration Research and Theory* 14 (2): 171 – 190.

[39] Hefetz, Amir, & Warner, E. Mildred, 2011. "Contracting or Public Delivery? The Importance of Service, Market, and Management Characteristics," *Journal of Public Administration Research and Theory* 22 (2): 289 – 317.

[40] Hodge, A. Graeme, & Greve, Carsten, 2007. "Public-private Partnerships: An International Performance Review," *Public Administration Review* 67 (3): 545 – 548.

[41] Jennifer Roberts, & Michael, Dietrich, 1999, "Conceptualizing Professionalism: Why Economics Needs Sociology," *The American Journal of Economics and Sociology* 58 (4): 977 – 998.

[42] Lentz, M. Edith, 1957. "Hospital Administration—One of a Species," *Administrative Science Quarterly* 1 (4): 444 – 463.

[43] Lindlbauer, Ivonne, Winter, Vera, & Schreyögg, Jonas, 2016. "Antecedents and Consequences of Corporatization: An Empirical Analysis of German Public Hospitals," *Journal of Public Administration Research and Theory* 26 (2): 309 – 326.

[44] Mark, L. Tami, 1996. "Psychiatric Hospital Ownership and Performance: Do Nonprofit Organizations Offer Advantages in Markets Characterized by Asymmetric Information," *Journal of Human Resources* 31 (3): 631 – 649.

[45] Milward, H. Brinton, & Provan, G. Keith, 1998. "Principles for Controlling Agents: The Political Economy of Network Structure," *Journal of Public Administration Research and Theory* 8 (2): 203 – 221.

[46] Mizrahi, Shlomo, 2012. "Self-provision of Public Services: Its Evolution and Impact," *Public Administration Review* 72 (2): 285 – 291.

[47] Newhouse, P. Joseph, 1970. "Toward a Theory of Nonprofit Institutions: An Economic Model of a Hospital," *American Econimic Review* 60 (1): 64 – 74.

[48] Niskanen, William Arthur, 1971. *Bureaucracy and Representative Government*, Aldine.

[49] Nutt, C. Paul, & Backoff, W. Robert, 1993. "Organizational Publicness and Its Implications for Strategic Management," *Journal of Public Administration Research and Theory* 3 (3): 209 – 231.

[50] Nutt, C. Paul, 2006. "Comparing Public and Private Sector Decision-making Practices," *Journal of Public Administration Research and Theory* 16 (2): 289 – 318.

[51] Osborne, David, & Gaebler, Ted, 1992. *Reinventing Government: How the Entrepreneurial Spirit Is Transforming the Public Sector*, Addison–Wesley.

[52] O'Toole, J. Laurence, & Meier, J. Kenneth, 2004. "Parkinson's Law and the New Public Management? Contracting Determinants and Service–quality Consequences in Public Education," *Public Administration Review* 64 (3): 342 – 352.

[53] Perry, L. James, & Rainey, G. Hal, 1988. "The Public-private Distinction in Organization Theory: Critique and Research Strategy," *Academy of Management Review* 13 (2): 182 – 201.

[54] Rho, Eunju, 2013. "Contracting Revisited: Determinants and Consequences of Contracting Out for Public Education Services," *Public Administration Review* 73 (2): 327 –337.

[55] Rowan, Miranda, & Allan, Lerner, 1995. "Bureaucracy, Organizational Redundancy and the Privatization of Public Services," *Public Administration Review* 55 (2): 193 –200.

[56] Savas, E. S. , 2001. "Privatization and the New Public Management," *Fordham Urban Law Journal* 28 (5): 1731 –1737.

[57] Silverman, Elaine, & Skinner, Jonathan, 2004. "Medical Upcoding and Hospital Ownership," *Journal of Health Economics* 23 (2): 369 –389.

[58] Sloan, A. Frank, et al. , 2001. "Hospital Ownership and Cost and Quality of Care: Is There a Dime's Worth of Difference?" *Journal of Health Economics* 20 (1): 1 –21.

[59] Stein, M. Robert, 1990. "The Budgetary Effects of Municipal Service Contracting: A Principal–agent Explanation," *American Journal of Political Science* 34 (2): 471 –502.

[60] Steinberg, Richard, 2003. "The Study of the Nonprofit Enterprise," *Economic Theories of Nonprofit Organizations*, Springer.

[61] Tavares, F. António, & Camões, J. Pedro, 2007. "Local Service Delivery Choices in Portugal: A Political Transaction Costs Framework," *Local Government Studies* 33 (4): 535 –553.

[62] Vickers, John, & Yarrow, George, 1988. "Regulation of Privatised Firms in Britain," *European Economic Review* 32 (2 – 3): 465 –472.

[63] Walker, M. Richard, Damanpour, Fariborz, & Devece, A. Carlos, 2011. "Management Innovation and Organizational Performance: The Mediating Effect of Performance Management," *Journal of Public Administration Research and Theory* 21 (2): 367 – 386.

[64] Walker, M. Richard, et al. , 2011. "Market Orientation and Public Service Performance: New Public Management Gone Mad?" *Public Administration Review* 71 (2): 707 – 717.

[65] Warner, E. Mildred, 2008. "Reversing Privatization, Rebalancing Government Reform: Markets, Deliberation and Planning," *Policy and Society* 27 (2): 163 – 174.

[66] Warner, E. Mildred, 2009. "Civic Government or Market – based Governance? The Limits of Privatization for Rural Local Governments," *Agriculture and Human Values* 26 (1): 133 – 143.

[67] Warner, E. Mildred, & Bel, Germà, 2008. "Competition or Monopoly? Comparing Privatization of Local Public Services in the U. S. and Spain," *Public Administration* 86 (3): 723 – 735.

[68] Warner, E. Mildred, & Hebdon, Robert, 2001. "Local Government Restructuring: Privatization and its Alternatives," *Journal of Policy Analysis and Management* 20 (2): 315 – 336.

[69] Warner, E. Mildred, & Hefetz, Amir, 2001. "Contracting of Public Delivery? The Importance of Service, Market, and Management Characteristics," *Journal of Public Administration Research and Theory* 22 (2): 289 – 317.

[70] Warner, E. Mildred, & Hefetz, Amir, 2002a. "Applying Mar-

ket Solutions to Public Services: An Assessment of Efficiency, Equity and Voice," *Urban Affairs Review* 38 (1): 70 – 89.

[71] Warner, E. Mildred, & Hefetz, Amir, 2002b. "The Uneven Distribution of Market Solutions for Public Goods," *Journal of Urban Affairs* 24 (4): 445 – 459.

[72] Warner, E. Mildred, & Hefetz, Amir, 2008. "Managing Markets for Public Service: The Role of Mixed Public-private Delivery of City Services," *Public Administration Review* 68 (1): 155 – 166.

[73] Warner, E. Mildred, & Hefetz, Amir, 2012. "Insourcing and Outsourcing: The Dynamics of Privatization Among US Municipalities 2002 – 2007," *Journal of the American Planning Association* 78 (3): 313 – 327.

[74] Weisbrod, A. Burton, 1975, "Toward a Theory of the Voluntary Non-profit Sector in a Three-Sector Economy," in E. Phelps (ed.), *Altruism, Mortality and Economic Theory*, Rusell Sage, pp. 171 – 195.

[75] Williamson, E. Oliver, 1991. "Comparative Economic Organization: The Analysis of Discrete Structural Alternatives," *Administrative Science Quarterly* 36 (2): 269 – 296.

[76] Williamson, E. Oliver, 1996. "Economics and Organization: A Primer," *California Management Review* 38 (2): 131 – 147.

[77] Williamson, E. Oliver, 1999. "Public and Private Bureaucracies: A Transaction Cost Economics Perspective," *Journal of Law, Economics & Organization* 15 (1): 306 – 342.

[78] Yang, Yongheng, Hou, Yilin, & Wang, Youqiang, 2013. "On the Development of Public-private Partnerships in Transitional Economies: An Explanatory Framework," *Public Administration Review* 73 (2): 301 – 310.